Nadine Fahrenkrog

Kaninchen und Nager natürlich heilen

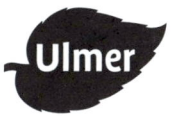

Ulmer

Inhalt

Vorwort 5

Antworten auf die wichtigsten Fragen 6

Was umfasst die artgerechte Haltung? 6
Welche Krankheiten gibt es bei Nagern und
    was ist bei ihnen anders als bei anderen Tieren?........................... 7
Was sollte ich über meinen Nager noch wissen? 8
Woran erkenne ich, dass mein Tier krank ist? 9
Wann wende ich welche naturheilkundliche Methode an?................... 10
Wie finde ich das richtige homöopathische Mittel?........................... 11
Was sind Potenzen in der Homöopathie und welche
    wende ich für mein krankes Tier am besten an? 11
Wie dosiere ich die angegebenen Mittel und wie
    verabreiche ich sie meinem Tier? 12
    Homöopathie 12
    Bachblüten 13
    Kräuter/Pflanzen... 14

Nagerübergreifende Krankheiten 15

Abszesse.. 15
Angstschock, Hitzschlag.. 17
Atemwegserkrankungen, Pneumonien, Bronchitis............................. 19
Augenverletzungen.. 20
Bindehautentzündung (Konjunktivitis)... 21
Blähungen (Blähsucht, Tympanie), Trommelsucht
    bei Kaninchen.. 23
Blasenentzündung 24
Blasensteine... 26
Durchfall (Diarrhoe) 27
Eierstockzysten, Ovarialzysten... 30
Fliegenmadenbefall 31
Gebärmutterentzündung (Pyometra) 32
Gelenkentzündung (Arthritis)... 33
Gesäugeentzündung (Mastitis).. 35
Geschwüre an den Hinterläufen (Pododermatits ulcerosa),
    Sohlengeschwür 36

Kokzidiose...37
Mittelohrentzündung (Otitis media)...39
Entzündung des äußeren Gehörgangs (Otitis externa) 40
Ohrräude (Otodectes cynotis)..41
Osteodystrophie, Satinkrankheit bei Meerschweinchen.....................42
Parasitenbefall 44
Penisvorfall, Penisring 45
Pilzbefall (Dermatomykosen) 45
Schnupfen, allgemeine homöopathische Mittel.............................46
Vergiftungen 48
Verstopfung (Obstipation)...49
Wunden und Verletzungen 51
Zahnprobleme 52

Kaninchen

Kaninchen 54
Wie kann man ein Kaninchen gut und problemlos
    untersuchen?..54
Dacryozystis 55
Hirnhautentzündung (Enzephalitis)...56
Kaninchenschnupfen (Rhinitis contagiosa cuniculi) 56
Myxomatose 57
Rabbit Haemmorrhagic Disease (RHD)..58
Scheinträchtigkeit...59

Meerschweinchen

Meerschweinchen 61
Wie kann man ein Meerschweinchen gut und
    problemlos untersuchen? 61
Lippengrind (Cheylitis)..61
Meerschweinchenlähme...62
Meerschweinchenpest, Meerschweinchenseuche.............................63
Vitamin-C-Mangel...64

Hamster

Hamster..66
Wie kann man einen Hamster gut und problemlos
    untersuchen?..66
Infantile Enteritis 67
Kannibalismus..67
Kolibazillose (neuere Bezeichnung: Koli-Infektion)............................68

Lymphozytäre Choriomeningitis (LCM) 69
Nassschwanzkrankheit 71
Salmonellose (Mäusetyphus) 71
Verstopfung der Backentaschen/Verletzung der Backentasche.............. 72

Ratten 74

Wie kann man eine Ratte gut und problemlos untersuchen? 74
Mykoplasmose, Murine Respiratorische Mycoplasmose (MRM) 75

Mäuse 76

Wie kann man eine Maus gut und problemlos untersuchen?................ 76
Mäusepocken (Ektromelie) 76
Morbus Tyzzer 77

Chinchillas 78

Wie kann man ein Chinchilla gut und problemlos
    untersuchen?... 78
Calcium-Mangel 79

Degus 80

Wie kann man einen Degu gut und problemlos untersuchen? 80
Diabetes mellitus.. 80

Homöopathische Hausapotheke 82

Die 7 Gruppen der Bachblüten 84

Was Sie über die Fütterung von Kräutern
    wissen sollten 85

Service 88

Register der homöopathischen Mittel 88
Register der Bachblüten 89
Register der Kräuter/Pflanzen.. 89
Stichwortregister 90
Bezugsquellen 94
Zum Weiterlesen 95

Vorwort

Nagetiere und Kaninchenartige (im Weiteren alle als „Nager" bezeichnet) werden in der Heimtierhaltung immer beliebter. Umso erschreckender ist es dann, dass sich bei der Anschaffung dieser beliebten Haustiere häufig viel zu wenig über Haltung, Krankheiten und Pflege informiert wird. Aber auch ein Nager wird Ihnen, ebenso wie ein Hund oder eine Katze, mit der richtigen Pflege, Haltung und Behandlung viel Freude bereiten.

Deswegen bedenken Sie bitte, dass schon im Vorfeld viele **Krankheiten verhindert** werden können, wenn Tiere **artgerecht gehalten** und ernährt werden. Dazu ist es ebenfalls wichtig, dass nur Tiere zusammengehalten werden, die sich auch „verstehen".

Erkrankt das Tier doch einmal, können Sie den Patienten mit naturheilkundlichen Mitteln auf den Wege der Besserung bringen. Das Buch soll Ihnen bei der Wahl des richtigen Mittels und der richtigen Methode helfen.

Zunächst sind in diesem Buch allgemein Krankheiten von Nagetieren aufgezählt, die häufig auftreten. Die jeweiligen tierarten-spezifischen Krankheiten, die bei diesen Tieren häufig vorkommen, folgen dann.

Einige der aufgezählten Krankheiten sind allerdings Krankheiten, die weder mit schulmedizinischer noch naturheilkundlicher Behandlungsweise Heilungschancen haben (nicht alle Infektionskrankheiten konnten hier aufgeführt werden), sodass die Vorschläge für die naturheilkundliche Behandlung als Unterstützung für die letzte Lebensphase der Tiere zu verstehen sind.

Denn, auch die Naturheilkunde hat ihre Grenzen, sie ist eine Reiz- und Anregungstherapie, die den Abwehrkampf des Körpers durch geeignete Arzneimittel stärkt.

Wenn eine Krankheit länger als 2 Tage andauert, ist es auf jeden Fall ratsam und wichtig für das Wohl Ihres Tieres, dass Sie einen Tierheilpraktiker oder Tierarzt aufsuchen, der sich mit Nagern auskennt. Warten Sie nicht zu lange.

Alle Behandlungsmethoden im Folgenden sind Ansätze und Denkanstöße, die Ihrem Tier als alleiniges Mittel oder eben als unterstützende Maßnahmen helfen können.

Ich wünsche allen Lesern viel Spaß und alles Gute für Ihr Tier!

Nadine Fahrenkrog

Antworten auf die wichtigsten Fragen

▷ Was umfasst die artgerechte Haltung?

Frisches Futter, Einstreu und **Heu** sind für eine artgerechte Haltung ebenso wichtig, wie die regelmäßige Säuberung des Käfigs. Heu und Wasser muss immer ausreichend und frisch zur Verfügung stehen. **Kraftfutter** sollte hingegen gar nicht gefüttert werden, damit die Tiere kein **Übergewicht** und die daraus entstehende Krankheiten bekommen. Ausnahmen bilden die Tiere, die im Außengehege gehalten werden, ihnen kann man als Energiereserve für die kalte Jahreszeit und zur Vorbereitung Kraftfutter füttern.

Zu dem Thema „artgerechte Haltung" gehört auch, dass sich unterschiedliche Nager wie etwa Kaninchen und Meerschweinchen nicht miteinander in einem Käfig vergesellschaften lassen – auch wenn dies immer wieder behauptet wird. Beide Tierarten haben völlig unterschiedliche Kommunikationswege: Meerschweinchen „erzählen" den ganzen Tag und verständigen sich über Laute, während Kaninchen sich mehr über Körpersprache unterhalten, sie putzen sich gegenseitig und kuscheln. Dies kann dann schon mal zu Missverständnissen führen. Hamster sollten überhaupt nur alleine gehalten werden.

> **Achtung**
> Die meisten Nager urinieren und koten dort, wo sie auch fressen, sodass das Heu am besten in einer Raufe gelagert wird, wo es nicht durch Urin oder Kot der Tiere beschmutzt werden kann.

Freilauf (genügend abgesichert gegen Marder, Füchse und Raubvögel), Abwechslung und Beschäftigung, wie Nagemöglichkeiten (Äste (Obstbäume, Birke, Buche, Pappeln, Haselnuss, **keine** Edeltanne), Pappkarton), Klettergelegenheiten (Kisten, Baumstämme), Rascheltunnel und mit Sand gefüllte Buddelkisten (besonders für Kaninchen) sind für Nager wichtig.

▷ Welche Krankheiten gibt es bei Nagern und was ist bei ihnen anders als bei anderen Tieren?

Nagetiere können in der Regel unter den gleichen Krankheiten leiden wie Hunde und Katzen. Es gibt jedoch auch eine Vielzahl von Besonderheiten, die man kennen sollte.

Nagetiere können Schmerzen und Beschwerden **nicht** mit ihrer Sprache **zum Ausdruck** bringen, sie bellen und stöhnen nicht. Daher ist zum Erkennen eines Krankheitszustandes auch die Beobachtungsgabe des Besitzers von enormer Bedeutung.

Ein Nager hat beispielsweise ein anderes **Verdauungssystem** als ein Fleischfresser: Es funktioniert nach dem „Auffüll-Prinzip". Alle Speisen gelangen nach der entsprechenden Verdauung in den Darm, der nur dadurch den Kot zum Absatz „weiterschiebt". Es werden über den Tag verteilt etwa 60 bis 70 Mahlzeiten aufgenommen, die viel Rohfaser enthalten sollten.

Daher ist ein Fastentag bei Durchfallerkrankungen kontraproduktiv und darf auf keinen Fall durchgeführt werden, da sonst der Darm seine Tätigkeit aufgibt und das Tier in kürzester Zeit sterben kann.

Nagetiere haben einen dünnwandigen Magen, der unmuskulös ist und daher kein Erbrechen ermöglicht, sowie einen langen Darm, der **keine** Peristaltik aufweist. Diese Peristaltik dient bei den anderen Säugetieren dazu, den Darminhalt durch automatische, vom vegetativen Nervensystem gesteuerte, Kontraktionen zum Darmausgang zu befördern.

Außerdem ist es keine unerwünschte Eigenart Ihres Nagers, wenn Sie ihn beim Verzehr seines eigenen Kotes beobachten. Dies ist eine Besonderheit und dient der Versorgung mit essentiellen Aminosäuren, Vitaminen (besonders B und K) und Mineralstoffen, die beim erneuten Verzehr über die Darmflora aufgenommen werden.

Auch **Hauterkrankungen** wie Milben können bei Nagern recht häufig auftreten. Sie werden ganz einfach über Körperkontakt übertragen. Da **Abszesse** oder Tumore bei dieser Tierart auch öfter vorkommen können, sollten Sie regelmäßig die Haut des gesamten Tieres systematisch abtasten um eventuelle Veränderungen festzustellen.

Achtung
Bei Nagern sollten keine Salben etc. zur äußeren Anwendung genutzt werden, da diese zu Verhaltensstörungen führen können!

Die **Schneidezähne** wachsen dauernd nach und schleifen sich normalerweise aneinander ab. Die Wachstumsrate der Nagezähne schwankt zwischen zwei bis drei Millimetern pro Woche. Bei winterschlafhaltenden Tieren wachsen sie sogar mit verminderter Geschwindigkeit weiter. Die **Backenzähne** haben im Gegensatz zu den Nagezähnen bei vielen Arten ein begrenztes Wachstum. Bei einigen Gruppen jedoch (Meerschweinchenartige, Kaninchen) sind auch die Backenzähne wurzellos und wachsen somit ein Leben lang.

▷ Was sollte ich über meinen Nager noch wissen?

	Lebens-erwartung	Gewicht	Temperatur
Kaninchen	5–10 Jahre	900 g–8 kg (je nach Rasse)	38,8–39,5 °C
Meer-schweinchen	4–8 Jahre	900–1200 g	37,2–39,5 °C
Goldhamster	1,5–3 Jahre	Männlich: 85–130 g Weiblich: 95–150 g	35,5–38,9 °C
Ratte	2–5 Jahre	Männlich: 300–700 g Weiblich: 200–400 g	35,6–38,9 °C
Maus	2–4 Jahre	Männlich: 25–30 g Weiblich: 20–25g	36,5–38,0 °C
Chinchilla	10–20 Jahre	450–550 g	36,1–37,8 °C
Degu	2–4 Jahre	Männlich: 250–300 g Weiblich: 200–250 g	36–38 °C

▷ Woran erkenne ich, dass mein Tier krank ist?

Wie oben beschrieben, sollten Sie Ihr Tier durch regelmäßige Beschäftigung und Beobachtung genau kennen, sodass Sie im Ernstfall auch schnell erkennen können, ob Ihrem Tier etwas fehlt. Diese Symptome sind **Anzeichen für eine Erkrankung** Ihres Nagers:

1. Allgemeines:
   Teilnahmslosigkeit, Appetitlosigkeit, veränderte Körperhaltung, Gewichtsverlust, Müdigkeit, langsamer, steifer Gang, starker Durst, Lähmungserscheinungen
2. Kopf:
   • Glanzlose, verdickte, verklebte, trübe oder verschlossene **Augen**
   • Feuchte und verklebte **Nase**
   • Verkrustete **Ohren**

Geschlechtsreife ab	Anzahl der Zähne	Tragzeit
4–5. Monat	28	28–31 Tage
Männlich: 60. Tag Weiblich: 30. Tag	28	59–72 Tage
6.–8. Woche	16	15–16 Tage
2.–3. Monat	16	22–24 Tage
45. Tag	16	18–24 Tage
6.–8. Monat	20	105–115 Tage
45 Tage	20	87–93 Tage

3. Fell/Haut:
   - Stumpf, struppig oder schuppig
   - Vermehrtes Kratzen
   - Verdickungen unter der Haut
   - Fellausfall
4. Verdauung:
   - Verschmutzter, verklebter **After**
   - Angespannter, harter, runder **Bauch**
   - Durchfall oder Verstopfung
   - Stark riechender und/oder, blutiger **Urin**
5. Genitalien:
   - übelriechender oder sogar eitriger Ausfluss aus der Scheide
6. Atmung:
   - Geräusche beim Atmen
   - Schnellere Atmung
   - Pumpatmung

Bei Kaninchen kann durch Schmerzen auch Zähneknirschen zu hören sein, die anderen Nager sitzen bei Schmerzen meist mit aufgekrümmten Rücken im Käfig.

▷ Wann wende ich welche naturheilkundliche Methode an?

In der Regel kann man vor allem die Bachblütentherapie bei allen hier genannten Therapiearten unterstützend und ergänzend geben.

Entscheiden sollte man sich jedoch zwischen Homöopathie und Pflanzen/Kräutern. Diese beiden Therapiearten arbeiten auf unterschiedlichen Ebenen: Die Homöopathie aktiviert die Selbstheilungskräfte unter Berücksichtigung aller Symptome und sorgt dafür, dass der Körper die jeweilige Krankheit selbst bekämpfen kann. Kräuter und Pflanzen wirken hingegen allopathisch, was bedeutet, dass Symptome wie etwa Husten und Übelkeit direkt bekämpft werden. Werden also beide Therapiearten gleichzeitig angewandt „unterdrücken" sie sich gegenseitig und keine der sonst wirksamen Heilmethoden können ihre Wirkung voll entfalten. Welche Therapierichtung für Sie richtig ist, sollten Sie für sich selbst entscheiden. Es gibt hier kein „richtig" oder „falsch".

▷ Wie finde ich das richtige homöopathische Mittel?

In der Homöopathie gibt es viele verschiedene Mittel, die für ein Symptom wie etwa Durchfall richtig sind. Allerdings ist nicht jedes Mittel dann auch für das individuelle Tier das Richtige. Homöopathie ist keine „Schubladentherapie" mit Patentrezepten. Daher sind auch die bei den jeweiligen Krankheiten erwähnten Medikamente nur Vorschläge – ob sie auch zum jeweiligen Tier passen, muss durch eine genaue **Symptombeobachtung** geklärt werden. So können bei Tieren, die die gleichen Symptome aufweisen, unterschiedliche Mittel ihren Einsatz finden.

Für die Wahl des richtigen Mittels ist es wichtig zu beobachten, wie beispielsweise der Durchfall aussieht, ob das Symptom als Folge von Stress oder durch Unterkühlung auftritt.

Daher finden Sie in den folgenden Tabellen immer auch eine Beschreibung des Symptoms und dann das dazu passende homöopathische Mittel.

▷ Was sind Potenzen in der Homöopathie und welche wende ich für mein krankes Tier am besten an?

Samuel Hahnemann und weitere Homöopathen und Pharmazeuten haben sogenannte **Potenzierungsverfahren** entwickelt, die alle auf demselben Prinzip beruhen: Potenzierung = Verdünnung und Dynamisierung.

Die schrittweise Verdünnung des gelösten Arzneirohstoffes erfolgt mit flüssigen Arzneiträgern wie Wasser, reinem Alkohol oder Alkohol-Wasser-Gemischen. Unlösliche, feste aber auch flüssige Arzneistoffe können durch Verreibung mit Milchzucker (Laktose) verdünnt werden. Unterschiede gibt es dabei vor allem hinsichtlich des Verdünnungsverhältnisses pro Potenzierungsschritt, woraus sich auch die Ihnen bekannten unterschiedlichen D (Verdünnung 1:10), C (Verdünnung 1:100) oder LM-Potenzen (1:50.000) der homöopathischen Arzneimittel ergeben.

Potenzen sind also die unterschiedlich verdünnten Ausgangssubstanzen, die der Homöopathie in mineralischer, tierischer, metallischer oder pflanzlicher Form zur Verfügung stehen. Die richtige Potenz ist für eine erfolgreiche Therapie ebenso wichtig wie die Wahl des richtigen Mittels. Für die Behandlung am Tier ohne Therapeuten eignen sich nur die tiefen Potenzen. Diese gehen in etwa von D1 bis D12, C1 bis C6 und LM1 bis LM2. Sie haben einen breiteren, jedoch auch etwas schwächeren Wirkungskreis, sodass auch bei einer nicht 100%ig stimmigen Mittelwahl ein Heilungseffekt erzielt werden kann. Bei den mittleren Potenzen (D12 bis D30; C6 bis C12 und LM3 bis LM5) beginnt die Einflussnahme auf der geistigen und seelischen Ebene, die bei den hohen Potenzen (ab D24, C13 und LM6) stark ausgeprägt sind, was eine genaue Übereinstimmung von Arzneimittelbild und physischen und psychischen Krankheitssymptomen voraussetzt.

Nur ein ausgebildeter Homöopath kann bei länger bestehenden Krankheiten über die richtige Potenz entscheiden. Da die hier im Buch beschriebenen Krankheiten aber alle akuter Natur sind, empfehle ich Ihnen für all diese Fälle die D-Potenzen. Wenn nichts anderes in der Tabelle beschrieben ist, sollten Sie die **Potenz D6** verabreichen.

Sollte Ihr Tier länger oder chronisch an einer Krankheit leiden, dann suchen Sie bitten den Tierarzt/Tierheilpraktiker Ihres Vertrauens auf. Alle beschriebenen Medikamente erhalten Sie in Ihrer Apotheke.

▷ Wie dosiere ich die angegebenen Mittel und wie verabreiche ich sie meinem Tier?

▷ Homöopathie

Zu Beginn einer Krankheit, bei **akuten Schüben**, empfiehlt sich bei homöopathischen Mitteln eine Gabe **alle 2 Stunden**. Nach Abklingen der Symptome sollten Sie das Mittel dann 3x täglich geben – für weitere 2 Tage. Wenn die Symptome ganz verschwunden sind und es Ihrem Tier wieder gut geht, können Sie die Mittel ohne Bedenken wieder absetzen.

Es gibt drei verschiedene **Darreichungsformen**: Tropfen, Tabletten und Globuli (die Kügelchen).

Die **Tropfen** enthalten Alkohol und sind daher für alle Tiere, aber besonders für Nager und Vögel ungeeignet.

Arzneimittelträger der homöopathischen **Tabletten** ist Milchzucker, diese Präparate schmecken süßlich und werden deshalb häufig auch gern im Ganzen genommen (z. B. von Hamstern). Sollte es bei der Verabreichung im Ganzen Schwierigkeiten geben, so können die Tabletten zwischen zwei Plastiklöffeln zerdrückt und auf eine kleine Menge Lieblingsfutter gestreut werden oder in Wasser aufgelöst und mit einer Einmalspritze (immer *ohne* Nadel) gegeben werden, indem man dem Tier das Medikament genau in den Mund gibt, am besten durch den zahnlosen Raum zwischen Schneide- und Backenzähnen (Diastema). Dies funktioniert besonders gut bei Kaninchen, Meerschweinchen, Chinchilla und Hamstern. Eine halbe Tablette ist hier die Einzeldosis.

Des Weiteren empfehle ich Ihnen die **Globuli**, da diese noch leichter zu dosieren und vor allem in Leckerlis zu verstecken sind. Bei Nagern gilt dann die Einzeldosis von 3 Globuli.

> **Praxistipp Dosierung**
> Globuli: 3 Globuli
> Tabletten: ½ Tablette

Am einfachsten können Sie die Kügelchen in ein Stückchen Banane drücken oder in etwas Wasser auflösen und mit einer Spritze (wie oben beschrieben) ins Mäulchen geben. Normalerweise wird dieses „aufbereitete" Wasser gerne genommen und getrunken.

Von der **Gabe über die Trinkflasche** rate ich ab, da die regelmäßige Einnahme nicht überprüft werden kann und gerade bei einer Haltung von mehreren Tieren in einem Käfig nicht gewährleistet werden kann, dass das kranke Tier seine Medizin regelmäßig und ausreichend nimmt. Das gesunde Tier benötigt ja zum Glück nichts!

Eine weitere Möglichkeit der „Verabreichung" ist das **Riechen an der geöffneten Medikamentenflasche**. Diese Methode des Riechens hat Samuel Hahnemann in seinen letzten Lebensjahren in Paris entwickelt. Es ist einfach, wirkt schnell und ohne Erstverschlimmerung.

> **Achtung**
> Während und nach der Gabe von Homöopathika darf keine Pfefferminze gegeben werden, da dieses die Wirkung der Homöopathie nimmt.

▷ **Bachblüten**

Edward Bach (1886–1936), ein englischer Arzt, entwickelte die Bachblütentherapie zur Behandlung von Krankheitsursachen. Er sagte, dass jede Krankheit ihre Ursache im **energetischen Ungleichgewicht** des Erkrankten hat. Die Wirksamkeit dieser Therapie ist umstritten, allerdings kann ich aus meiner Erfahrung aus der Praxis vor allem bei psychischen und psychosomatischen Störungen die Wirksamkeit bestätigen. Es werden zur Behandlung

Blüten genutzt, die ihre energetischen Muster an das Wasser bei der Aufbereitung abgeben, um dort gespeichert und an das kranke Tier abgegeben zu werden. Daher ist es wichtig, dass Sie eine Bachblüte geben, die am besten zu Ihrem Tier passt. Dafür habe ich in den Tabellen kleine Hinweise zu den möglichen Mitteln benannt, die Ihnen bei der Wahl der zu *Ihrem* Tier passenden Bachblüte helfen sollen.

Bachblüten werden, wie in den Tabellen genannt, am besten direkt auf die Mundschleimhaut gegeben. Es empfiehlt sich eine Dosierung von **3–6x täglich** (je nach Stärke der Erkrankung) **3–5 Tropfen** ins Mäulchen, auf die Mundschleimhaut.

Wenn dies nicht gehen sollte, weil das Tier sich weigert oder schon zu geschwächt ist, dann kann man diese Tropfen auch gut in den **Nacken träufeln**, diese werden dann über die Haut aufgenommen.

Am besten eignen sich für die Bachblütentherapie beim Nager die verdünnten Essenzen. Diese Verdünnung können Sie ganz einfach selber herstellen: Mischen Sie 2 Tropfen der Stockbottle mit 10 ml stillem Mineralwasser. Wie oben beschrieben verabreichen.

▷ Kräuter/Pflanzen

Kräuter und Pflanzen haben ein großes und weites Wirkungsspektrum. Zur Therapie können ganze Pflanzen oder Pflanzenteile im getrockneten Zustand, als Teeaufguss oder zur äußeren Anwendung genutzt werden. Wichtig ist hier natürlich die Frische und Reinheit der angebotenen Pflanzen, daher verfüttern Sie bitte keine Pflanzen, die Sie von stark befahrenen Straßen oder nicht bekannten Stellen gepflückt haben. Die Verunreinigungen durch Pestizide und anderen Giften könnten gefährlich für Ihr Tier sein. Von einer **äußeren Anwendung** mit Verbänden oder großflächigeren Einreibungen rate ich allerdings ab, da diese bei Nagern auch zu Verhaltensstörungen führen können. Leichtes Be- und Abtupfen der entsprechenden Stellen kann ohne Bedenken, auch mehrmals täglich, angewandt werden. Am besten eignet sich hierfür ein fusselfreies Leinentuch, welches Sie mit dem Aufguss tränken, um das Tier an erkrankter Stelle entsprechend zu behandeln.

Einen **Teeaufguss** zur inneren Anwendung geben Sie 3x täglich (je ca. 20 ml für Kaninchen, 10 ml bei Meerschweinchen, Chinchilla, Ratten und Degus und 5 ml bei Mäusen und Hamstern).

Nagerübergreifende Krankheiten

Abszesse

Ursachen für Abszesse sind häufig schlecht heilende Bisse oder sonstige Wunden. Allerdings können Abszesse am Kopf auch durch Zahnprobleme, Fremdkörper oder festgesetzte Nahrung hervorgerufen werden.
Abszesse und Tumore gehören bei Nagetieren zu den **häufigsten Erkrankungen**. Vor allem können Abszesse im Kopfbereich bei Nagern in jedem Alter auftreten. Sie sind leider nicht immer leicht zu behandeln, weil der Eiter, anders als bei anderen Tierarten, sehr zähflüssig ist und dadurch nicht so leicht abfließen kann. So kann es dann passieren, dass nach einer Ausschabung ein Rest an Bakterien in der Wunde zurückbleibt, was dann zu einer neuen Abszessbildung führt. Das **Hauptziel** einer Behandlung ist also immer, den Abszess zur Reifung und selbstständigen Öffnung zu bringen, denn ein Abszess entsteht, wenn sich eine tiefe Wunde schließt und sich nicht mehr selbst reinigen kann.

Homöopathie	
Das erste Mittel der Wahl, zur Förderung der Eiterbildung und Reifung, muss innerhalb von 2 Tagen wirken	**Hepar sulfuris**
Wenn sich der Durchbruch verzögert	**Myristica sebifera**
Zur Nachbehandlung und narbenfreie Ausheilung	**Silicea**
An den Drüsen	**Carbo animalis**
Wenn sich Abszesse kalt anfühlen	**Equisetum arvense**
Mit Fieber	**Belladonna**

Bei Verhärtungen und immer wiederkehrenden Entzündung	**Calcium fluoratum**
Bei hartnäckigen, chronischen Abszessen	**Calcium Sulfuricum**
Bei akuten, harten, roten, schmerzhaften, oft blutverschmierten Abszessen	**Mercurius solubilis**
Kräuter/Pflanzen	
Abschwellende und entzündungshemmende Wirkung	**Ringelblumenblüten** 1 TL mit 150 ml übergießen, abkühlen lassen, zur äußeren Anwendung
Antibakteriell und kühlend	**Melissenkraut** 1:20 mit Wasser zur äußeren Anwendung
Antibakteriell und schmerzlindernd	**Kamillenblüten** 1:10 mit Wasser zur äußeren Anwendung
Bachblüten	
Zur Entgiftung, Ausleitung	**Crab Apple**
Tiere sind teilnahmslos	**Clematis**
Tiere müssen im Mittelpunkt stehen	**Chicory**
Tiere sind willensschwach, unterwürfig und leiden schon lange an Abszessen	**Centaury**
Chronischer Abszess, Depression	**Wild Rose**

Praxistipp: Selbst hergestellte Zugsalbe
Honig, Presshefe und Weizenmehl. Zu gleichen Teilen mischen, auf einen
Leinenlappen streichen und auf den Abszess legen. Vorgang mehrmals
wiederholen.

Gut zu wissen
Abszesse kehren häufig wieder, sodass Mehrfachbehandlungen in der
Schulmedizin nicht selten sind. Dies bedeutet nicht nur einen sehr hohen
Pflegeaufwand, sondern möglicherweise auch eine ziemliche finanzielle
Belastung. Daher ist es wichtig, dem Abszess „auf den Grund zu gehen"
und ihn mithilfe der Naturheilkunde komplett zu leeren und zu entfernen,
damit ein Wiederkehren nicht stattfindet. Dies erspart dem Tier eine Menge
Stress – der durch den ansonsten häufigen Tierarztbesuch entsteht –
und Schmerzen.

Angstschock, Hitzschlag

Sowohl ein Angstschock als auch ein Hitzschlag sind Notfälle, in denen das
Tier sofort „Erste Hilfe" benötigt. Auslöser für einen **Angstschock** können
unterschiedlich sein: Hunde und Katzen im Außengehege oder auch schon
das Staubsaugergeräusch. Sie merken, dass Ihr Tier ein Angstschock hat,
wenn es regungslos ist, zittert, einen flachen Puls mit flacher Atmung aufweist und auf der Seite liegt, was jedoch nicht immer der Fall sein muss.
Nagetiere besitzen **keine Schweißdrüsen**. Daher sind sie sehr hitzeempfindlich. Bitte beachten Sie dies und vermeiden Sie bei hohen Temperaturen längere Transporte im Auto, stickige Zimmer oder direkte Sonneneinstrahlung
auf Balkon, Terrasse oder auf der Fensterbank.
Zu einem **Hitzschlag** kann es durch schwülwarmes Wetter oder **direkte** Sonneneinstrahlung kommen. Bei einem Hitzschlag liegt das Tier meist flach
auf dem Boden und hat die Beine weit von sich gestreckt, es zittert, atmet
schnell mit schwachem, aber erhöhtem Puls. Manchmal kommt es auch
erst zu den Symptomen, wenn das Tier schon wieder im Schatten ist.

Homöopathie	
Akuter Anfall	**Aconitum** (alle 10 Minuten)
Wenn als Folgeschaden „taumeln" bleibt	**Gelsemium**
Nach direkter Sonneneinstrahlung; Sonnenbrand	**Belladonna**
Bei Kreislaufschwäche	**Veratrum album**
Nach Blutverlust durch Beißerei	**Arnica**
Kräuter/Pflanzen	
Bei Unruhe	**Baldrian** 1:50 mit Wasser als Teeaufguss
Bei verringerter Leistungsfähigkeit des Herzens	**Weißdornblüten** 1:50 mit Wasser als Teeaufguss
Bachblüten	
Nach Schock, Unfall, angespanntes Tier	**Cherry Plum**
Teilnahmslosigkeit, Abwesenheit, nach Unfall oder Schock	**Clematis**
Angstzustände, Panikattacken, Hitzschlag	**Rock Rose**
Als Erste Hilfe	**Notfall-Tropfen**

Achtung

Die Tiere gehören bei einem Hitzschlag sofort in einen dunklen, kühlen und ruhigen Raum.

Außerdem sollte man um den Körper nasse, kühle, aber nicht zu kalte Tücher wickeln.

Atemwegserkrankungen, Pneumonien, Bronchitis

Atemwegserkrankungen können durch Pilze, Bakterien (Streptokokken, Pasteurellose, Pseudotuberkulose, Tuberkulose, Bronchitis), aber auch durch Viren (Lungenentzündung, Erkältung) entstehen. Abmagerung, Husten, Fieber, Kurzatmigkeit, Appetitlosigkeit, vermehrtes Niesen und Teilnahmslosigkeit können Anzeichen für eine solche Erkrankung sein.

Homöopathie	
Hustenreiz zu Beginn einer Erkrankung	**Bryonia alba**
Rachenentzündung	**Lachesis**
Asthma und chronischer Husten	**Natrium chloratum**
Atemnot	**Aconitum**
Lungenerkrankungen	**Terebinthina**
Lang anhaltend	**Senega**
Durch Unterkühlung	**Dulcamara**
Fieber, akut; mit Mandelentzündung	**Belladonna**
Bei trockenen Schleimhäuten	**Phosphorus**
Immunsteigernd	**Ferrum phosphoricum**
Kräuter/Pflanzen	
Antibakteriell, entzündungshemmend. Beruhigende Wirkung auf die Atemwege, auch appetitanregend	**Zerkleinerte Pfefferminzblätter 1:100 mit Wasser als Teeaufguss**
Bei fieberhaften Atemwegserkrankungen (schweißtreibend)	**Schwarze Holunderblüten 1:50 als Teeaufguss**

Bachblüten	
Atemnot, Tiere stehen gerne im Vordergrund	Chicory
Reinigt von Erregern	Crab Apple
Bei Fieber und Entzündungen, nervöse und leicht reizbare Tiere	Impatiens
Ziehen sich zurück, „Husten als Fluchtweg"	Willow

Praxistipp

Außerdem kann Rotlicht auf einen Teil des Käfigs gerichtet werden, aber so, dass die Tiere auch noch eine **Rückzugsmöglichkeit** haben.

Augenverletzungen

Augen- bzw. Hornhautverletzungen werden meistens durch Fremdkörper (Heuhalme, Krallen etc.) hervorgerufen.

Homöopathie	
Tränende, gerötete, verklebte Augen, Trübung des Auges (weiß bis weißlich-blau)	Euphrasia
Begleitend	Calendula
Durch Fremdkörper, nach Schreck und Schock	Aconitum
Begleitend, nach Schlag- oder Stoßverletzungen	Arnica

> **Praxistipp: Selbst hergestellte Augenspülung**
> 1 Salbeiblatt mit ¼ l kochendem Wasser übergießen, 10 Minuten ziehen lassen, durch ein Sieb abgießen, ¼ TL Salz dazu, abkühlen lassen und dann 30 Tropfen Euphrasia-Tinktur hinzugeben. Auf ein Leinentuch geben und vom Leinentuch ins Auge tropfen lassen.
> Diese Lösung hält im Kühlschrank bis zu 2 Tage.

Bindehautentzündung (Konjunktivitis)

Bei der Bindehautentzündung handelt es sich um eine Erkrankung der **Lidschleimhaut**, sie kann in akuter, aber auch in chronischer Form vorkommen. Zahnerkrankungen, Vitamin-A-Mangel, Zugluft (Ventilator, Klimaanlage, offene Fenster), Zigarettenqualm, Infektionen, Hornhautverletzung durch Fremdkörper (Schmutz- und Staubpartikel), Kratz- und Bissverletzungen, infektiöse Entzündungen, Entzündungen des Tränennasenkanals und Allergien können hierfür Auslöser sein.

Homöopathie	
Stark gerötet, tränend, Lichtempfindlichkeit,	**Euphrasia**
Bei starkem Sekret, dicken Absonderungen	**Pulsatilla**
Bei starker Schwellung, starkem Tränenfluss, Juckreiz, Kälte bessert	**Apis mellifica**
Durch Sonneneinstrahlung, stark gerötete und geschwollene Bindehaut	**Belladonna**
Chronisch und immer wiederkehrend, verklebte Augen	**Argentum nitricum**
Mit Schleimhautentzündung in der Nase	**Vaccinium**

Bachblüten	
Reinigend gegen Erreger und Bakterien	**Crab Apple**
Sonstiges	
Vitamine	**Vitamin A/Multivitamine**

Praxistipp
Zusätzlich sollte auf jeden Fall der Käfig abgedunkelt werden.

Achtung
Ein Auge darf ausschließlich nur mit abgekochtem, abgekühltem Wasser und einem fusselfreien Baumwolltuch ausgewaschen werden!!!
Kamille trocknet das Auge aus und enthält Schwebstoffe, die das Auge zusätzlich reizen. **Kamille daher nie am Auge verwenden!**
Kommt der Tränenfluss nicht innerhalb von 24 Stunden zum Stillstand oder kommen auch noch andere Symptome dazu, muss das Tier einem Fachmann vorgestellt werden. Es kann sich dann auch um eine beginnende Infektionskrankheit handeln.

Blähungen (Blähsucht, Tympanie), Trommelsucht bei Kaninchen

Fütterungsfehler (gefrorenes Futter, zu viel ungewohntes Futter, nasses Obst und Gemüse), gärfähiges Futter (vor allem frisch geschnittenes Gras), gespritztes und/oder nicht gewaschenes Obst, blähendes Futter (Kohlsorten, Hülsenfrüchte, Klee, Zwiebelgewächse), Zahnfehlstellungen, bakterielle Infektionen, Antibiotikagaben und Verstopfungen können bei Nagern Blähungen verursachen.

Bemerkbar machen sich diese durch einen aufgeblähten Bauch, Verweigerung der Nahrungsaufnahme, eine stark gespannte Bauchdecke, Atemnot, Kreislaufschwäche, Kolikschmerzen (häufig angezeigt durch Zähneknirschen und einen aufgekrümmten Rücken) und Schlagen mit den Hinterläufen beim Kaninchen (daher der Name Trommelsucht).

Homöopathie	
Stark aufgetriebener Bauch	**Carbo vegetabilis**
Mit Geräuschen im Bauch-Darmbereich und Durchfall	**Arsenicum album**
Mit Kreislaufschwäche	**Veratrum album**
Bei Jungtieren, Blähungen „kommen und gehen"	**Chamomilla**
Durch hastiges Schlingen, mit Verstopfung, durch Futterunverträglichkeiten, nach Antibiotikagabe	**Nux vomica**
Gespritztes, verunreinigtes Gras/Obst/Gemüse	**Okoubaka**

Kräuter/Pflanzen	
Appetit- und Verdauungsanregend	**Melissenblätter** **als Teeaufguss 1:20**
Appetit- und Verdauungsanregend, entkrampfend	**Brennnessel** **als Teeaufguss 1:20**
Appetit- und Verdauungsanregend, krampflösend	**Thymian** **als Teeaufguss 1:100**
Bachblüten	
Bei veränderter Darmflora	**Centaury, oder** **Clematis**
Durch Stress und Ärger	**Holly**
Durch hastiges Schlingen	**Impatiens**

Praxistipp

Nach der Nahrungsaufnahme kann vorsichtiges Massieren des Bauches etwas Abhilfe schaffen, wenn sich das Tier dies gerne gefallen lässt.

Blasenentzündung

Ursachen für Blasenentzündungen sind häufig kalte Böden, Zugluft, bakteriellen Infektionen und/oder aufsteigende Infektionen aus dem Analbereich. Einige Nagetiere, die einmal eine Blasenentzündung hatten, neigen leider dazu, immer wieder welche zu bekommen.

Wenn Ihr Nager Schmerzen bei oder nach dem Harnabsatz hat, Blut im Urin ist, keinen Appetit und ein gestörtes Allgemeinbefinden hat oder sich öfters an der Harnröhrenöffnung beleckt und viel trinkt, können dies Anzeichen für eine Blasenentzündung sein.

Homöopathie	
Blasen- und Nierenmittel, wechselnde und widersprüchliche Symptome	**Berberis vulgaris**
Wichtiges Blasenmittel, starker Harndrang	**Cantharis**
Durch Unterkühlung, Wärme lindert die Symptome	**Dulcamara**
Mit Infekt und Fieber, vermehrter Durst, starke Schmerzen (aufgekrümmter Rücken)	**Belladonna**
Bei Blut im Urin	**Hamamelis**
Mit Fieber, plötzlich auftretend, durch Kälte/Zugluft	**Aconitum**

Kräuter/Pflanzen	
Harntreibend	**Verdünnter Blasen- und Nierentee zusätzlich zum Wasser**
Harntreibend, „Durchspülungstherapeutikum"	**Brennnessel** **1:10 als Teeaufguss**
Harntreibend, entzündungshemmend	**Birkenzweige mit Blättern** **1:100 als Teeaufguss**
Antibakteriell, desinfizierend, entkrampfend, harntreibend, bekannteste Pflanze gegen Blasenentzündung	**Bärentraubenblätter** **1:100 als Teeaufguss (Vorsicht: Wegen der Gefahr einer Hydrochinonvergiftung nicht über einen längeren Zeitraum geben.)**
Harntreibend, entzündungshemmend	**Löwenzahn** **1:100 als Teeaufguss**

Bachblüten	
Kraftlose, müde und erschöpfte Tiere	**Olive**
Willensschwach, unterwürfig, gutmütig	**Centaury**
Sonstiges	
Wärme	**Rotlicht, Wärmeflasche, Wolldecke**

Gut zu wissen

Bei Nagetieren kann es **fütterungsbedingt zu einer rötlichen Verfärbung des Urins** kommen: Apfelbaumäste, Löwenzahn oder auch Rote Beete (in den meisten Grundfuttern!) können zu dieser Farbänderung führen. Dies ist kein Grund zur Besorgnis. Blut wird bräunlich, wenn der Urin trocknet. Bei Verdacht auf Blut im Urin sollte ein Tierarzt aufgesucht werden!

Blasensteine

Blasensteine sind bei den Nagetieren ein relativ häufiges Problem. Ursache hierfür ist eine **zu mineralstoff- und kalziumreiche** Nahrung (wie Mineralecksteine und Petersilie).

Anzeichen für Blasensteine können Schmerzen bei oder nach dem Harnabsatz, Blut im Urin, Appetitlosigkeit, gestörtes Allgemeinbefinden oder Belecken an der Harnröhrenöffnung sein. Bei Blasensteinen können Sie im Käfig häufig in der Urinecke auch weiße Ablagerung sehen.

Homöopathie	
Mit Infekt und Fieber	**Belladonna**
Bei Blut im Urin	**Hamamelis**
Der „homöopathische Katheter", heftige Krämpfe	**Sabal serrulatum**

Kräuter/Pflanzen	
Harntreibend	Verdünnter Blasen- und Nierentee zusätzlich zum Wasser
Harntreibend, „Durchspülungstherapeutikum"	Brennnesselblätter 1:10 als Teeaufguss
Harntreibend, entzündungshemmend	Löwenzahn 1:100 als Teeaufguss
Bachblüten	
Kraftlose, müde und erschöpfte Tiere	Olive
Willensschwach, unterwürfig, gutmütig	Centaury
Sonstiges	
Wärme	Rotlicht, Wärmeflasche, Wolldecke

Durchfall (Diarrhoe)

Durchfall entsteht meist durch **Fütterungsfehler**. Da dies ein häufiges Problem ist, sollte die richtige Fütterung nicht unterschätzt werden. Aber auch ein feuchter Käfigboden, Parasiten oder ein allgemeiner Infekt können zu Durchfall führen. Bei älteren Tieren kommt es häufig ebenfalls zu chronischem Durchfall. Hier ist das Allgemeinbefinden jedoch meist ungestört. Schnelles Erkennen und Handeln sind das A und O für die erfolgreiche Behandlung: Schmieriger, weicher und breiiger Kot, unangenehmer Geruch, veränderte Farbe, verklebte Afterregion, Teilnahmslosigkeit, Appetitlosigkeit, schnelle Gewichtsabnahme, Schmerzen (Zähneknirschen, Hocken mit gesträubtem Fell und gekrümmten Rücken) sind deutliche Anzeichen für Durchfall.

Homöopathie

Durch Fütterungsfehler (verdorbenes Futter, Überfressen) Krämpfe, große Schmerzempfindlichkeit, aufgeblähter Bauch	**Nux vomica**
Länger anhaltender Durchfall	**Silicea**
Mit starker Schwäche und Abmagerung, nach verdorbenem Futter,übelriechende Durchfälle	**Arsenicum album**
Wässriger, schleimiger, blutiger Durchfall mit Fieber	**Rhus toxicodendron**
Kolikartig	**Colocynthis**
Mit Kreislaufschwäche	**Veratrum album**
Nach Langzeitgabe von Antibiotika, Vergiftung, verdorbenes Futter	**Okoubaka**
Wässrige, grünliche Durchfälle und Blähungen	**Podophyllum peltatum**
Unspezifische Durchfälle	**Carbo vegetabilis**
Schaumiger und säuerlicher Durchfall, aufgeblähter Bauch	**Magnesium phosphoricum**
Wässrige und grünliche Durchfälle	**Podophyllum Pelatum**
Wasserähnliche Durchfälle mit starker Kreislaufschwäche	**Veratrum album**
Schleimiger Durchfall, Fütterungsfehler (viele verschiedene Arten)	**Pulsatilla**

Kräuter/Pflanzen	
Beruhigend, krampflösend	**Schwacher schwarzer Tee oder ein Gemisch aus Kamillen-, Fenchel- und Pfefferminztee, evtl. mit Traubenzucker**
Bei unspezifischen Durchfall-erkrankungen	**Grüner Tee 1:100 als Teeaufguss, dann ¼ TL 1–2x täglich**
Krampflösend, antibakteriell, wundheilungsfördernd	**Kamillenblüten 1:50 als Teeaufguss**
Bachblüten	
Sensibel, ängstlich; auf Reisen	**Aspen**
Nervös, reizbar, unruhig	**Impatiens**
Panikartiges Verhalten, Durchfall durch Stress	**Rock Rose**
Sonstiges	
Breiernährung	**Hier eignen sich alle vegetarischen Babybreie auf Gemüsebasis**

Praxistipp

Heu und Wasser sollten immer zur freien Verfügung stehen. Bananen erzeugen eine gelähnliche Oberfläche und dienen dadurch dem Schleim-hautschutz.

Achtung

Alle Magen-Darm-Erkrankungen, die sich nach 24-stündiger Behandlung nicht deutlich bessern, deuten auf Infektionskrankheiten hin und sollten dringend dem Fachmann vorgestellt werden!

Eierstockzysten, Ovarialzysten

Auffallend häufig tritt diese Krankheit bei **einzeln gehaltenen Nagetieren** auf, die normalerweise im Rudel bzw. in der Paarhaltung leben, ebenso in reinen Weibchengruppen. Daher wird die Ursache hier in einer **hormonelle Fehlregulierung** gesehen.

Sichtbar wird eine Eierstockzyste meist erst auf den zweiten Blick durch beidseitigen Haarausfall im Flankenbereich oder auch Haarausfall am ganzen Körper, wenn die Zysten hormonell sehr aktiv sind.

Aber auch eine erhöhte Schmerzempfindlichkeit und eine eventuelle Entzündung der Harnwege sowie gestörte Nahrungsaufnahme und damit auch eine gestörte Verdauung können Anzeichen für eine solche Zyste sein.

Homöopathie	
Mit Dauerbrunst	**Aurum metallicum**
Verspätete Brunst; bei älteren Tieren	**Graphites**
Unruhe, permanente Erregtheit	**Bufo rana**
Mit Nymphomanie	**Agnus castus**
Linksseitig	**Lachesis**
Rechtsseitig	**Podophyllum**
Kräuter	
Gestörter Zyklus	**Melissenblätter, als Teeaufguss 1:20**
Östrogen-Dominanz	**Mönchspfefferblätter 1:100 als Teeaufguss Vorsicht: Nicht bei tragenden Tieren anwenden!**
Bachblüten	
Erschöpft	**Olive**
Zur Unterstützung der Abheilung	**Crab Apple**

Fliegenmadenbefall

Fliegenmadenbefall ist ein Problem, das hauptsächlich in den Sommermonaten auftritt. In diesen Monaten sind Fliegen sehr aktiv und nutzen mit Vorliebe die Haut von Säugetieren, um dort ihre Eier abzulegen. Innerhalb kurzer Zeit entwickeln sich Maden, die sich dann in nur 4 Stunden in die Haut des Tieres bohren können, was für die Tiere Lebensgefahr bedeutet. In kürzester Zeit werden auch Muskeln und Organe von den Maden befallen. Tiere mit Durchfall, Zahnerkrankungen, offenen Wunden, Lähmungen und Übergewicht sind leichte Opfer für diese Fliegen. Außerdem lockt ein mangelhaft gesäuberter Stall die Fliegen an. Ein Befall kann sich durch Kratzanfälle, Apathie, Gewichtsverlust, Schock und Bewegungsunlust sowie vor allem an sichtbaren Löchern, die entstehen, wenn sich die Maden ins Innere bohren, Schwellungen, Haarverlust, abgestorbener Haut und Maden auf der Haut des Nagers zeigen.

Die **Behandlung** richtet sich nach der Schwere der Erkrankung. Die Behandlung beginnt in der Regel damit, dass das Fell an den betroffenen Partien großflächig entfernt und jede einzelne Made mit der Pinzette abgenommen wird. Alle Wundbereiche sollten mit einer milden Seife gereinigt und anschließend gut getrocknet werden.

Besteht der Verdacht, dass sich noch weitere Maden im Kaninchen befinden, wird der Tierarzt ein Antiparasitikum anwenden sowie Antibiotika und Schmerzmittel geben.

Homöopathie	
Schlecht heilende, eitrige Haut	**Hepar sulfuris**
Unruhe; eitrige und stinkende Absonderungen	**Psorinum D30**
Zur Unterstützung der Lebertätigkeit, Entgiftung	**Lycopodium**
Zur Unterstützung der Nierentätigkeit	**Berberis vulgaris D4**

Kräuter/Pflanzen	
Krampflösend, antibakteriell, wundheilungsfördernd	**Kamillenblüten** 1:50 als Teeaufguss
Bachblüten	
Zur Entgiftung nach Antibiotika- gabe	**Crab Apple**
Wenn die Heilung verzögert eintritt	**Scleranthus**
Anregung der Selbstheilungskräfte	**Olive**
Allgemeine Stärkung	**Hornbeam**

Praxistipp
Antibiotikabehandlung ist hier auf jeden Fall zu empfehlen.
Die oben genannten Mittel gelten als Begleit-/und Nachbehandlung.
Wundbehandlung siehe Kapitel „Wunden", Seite 51.

Achtung
Säuberung und häufige Kontrolle von Stall und Tier sind besonders in den Sommermonaten extrem wichtig.

Gebärmutterentzündung (Pyometra)

Unter einer Gebärmutterentzündung versteht man eine durch aufsteigende oder allgemeine Infektionen hervorgerufene Vereiterung des Uterus. Diese Krankheit ist bei Nagetieren eher selten. Ein auffallend häufiges Vorkommen findet man bei stark verfetteten Nagetieren. Da die Symptome eher selten sichtbar sind, wird eine Gebärmutterentzündung häufig als **Nebenbefund** festgestellt.

Als Symptome können aber Verdauungsstörungen, kolikartige Bauchschmerzen, Appetitlosigkeit, Durchfall, Abmagerung und auch Bauchumfangsvermehrung sein, die nicht sofort mit dieser Krankheit in Verbindung gebracht werden. Als sichtbares Symptom ist ein blutig-eitriger Vaginalausfluss zu nennen.

Homöopathie	
Stärkung der körpereigenen Abwehr	**Echinacea D30 + Lachesis D30** **Im Abstand von einer Stunde** **jeweils 3x täglich bis zur** **Genesung**
Zur Ausheilung, „das Frauenmittel"	**Pulsatilla**
Bei älteren Tieren	**Sepia**
Kräuter/Pflanzen	
Krampflösend, antibakteriell, wundheilungsfördernd	**Kamillenblüten** **1:50 als Teeaufguss**
Entkrampfend, blutstillend	**Schafgarbe** **1:50 als Teeaufguss**
Bachblüten	
Häufig und heftig auftretend	**Holly**

> **Praxistipp**
> Eine Antibiotikabehandlung ist hier auf jeden Fall zu empfehlen.
> Die oben genannten Mittel gelten als Begleit-/und Nachbehandlung

Gelenkentzündung (Arthritis)

Gelenkentzündungen entstehen meist durch **Stoßverletzungen und Infektionen**. Aber auch zahlreiche andere Ursachen, wie Fehlbelastungen, können in Betracht kommen. Sichtbar wird eine Gelenkentzündung durch eine Verdickung des Gelenks und durch Bewegungseinschränkungen.

Homöopathie	
Das Gelenk ist gerötet, schmerzhaft, geschwollen und heiß	**Belladonna**
Druck lindert (Tier legt sich auf das geschwollene Gelenk), kleinste Bewegungen schmerzen, will seine Ruhe	**Bryonia alba**
Bewegung lindert (Tier kann sich „einlaufen")	**Rhus toxicodendron**
Bei Lähmungen	**Hypericum**
Homöopathisches Schmerzmittel	**Harpagophytum**
Zur Anregung der Heilung	**Traumeel S**
Kräuter/Pflanzen	
Zur Ausleitung der entstandenen Schlacke	**Brennnesselblätter 1:10 als Teeaufguss**
Bachblüten	
Zur Entgiftung und Selbstheilung	**Centaury**
Aktiviert die Selbstheilungskräfte	**Gorse**
Gibt Energie, besonders wenn es chronisch ist	**Olive**

Gesäugeentzündung (Mastitis)

Die meisten Gesäugeentzündungen treten nach der Geburt bei **stillenden Weibchen** auf. Sie können aber auch durch Unfall, Stoß, Infektion oder Scheinträchtigkeit zustande kommen. Das Gesäuge ist gerötet, geschwollen, warm, schmerzhaft und hart. Weitere Symptome können Teilnahmslosigkeit, Fieber, verändertes Milchsekret (in Farbe und Konsistenz, es kann Eiterflocken enthalten) und evtl. gestörtes Allgemeinbefinden sein.

Homöopathie	
Anfangs	**Belladonna**
Ödematöses Gesäuge	**Apis mellifica**
Hartes, schmerzhaftes und gerötetes Gesäuge	**Bryonia alba**
Beeinträchtigung des Allgemeinbefindens	**Lachesis**
Wenn Entzündung abklingt, zur Ausheilung	**Silicea**
Beschleunigt die Reifung und verkürzt die Dauer der Abheilung	**Myristica sebifera**
Kräuter/Pflanzen	
Zur äußeren Behandlung	**Kompressen mit Arnica- oder Calendula-Tinktur, in einer Verdünnung von 1 TL auf 1 Glas abgekochtem Wasser**
	Feuchtwarme Umschläge (Leinsamenumschläge)

Bachblüten	
Zur Entgiftung und Selbstheilung	**Centaury**
Aktiviert die Selbstheilungskräfte	**Gorse**

> **Praxistipp**
> In schweren Fällen muss Antibiotika gegeben werden und im akuten Stadium müssen die Welpen künstlich ernährt werden.

Geschwüre an den Hinterläufen (Pododermatits ulcerosa), Sohlengeschwür

Diese Krankheit entsteht meist durch **schlechte und nicht artgerechte Lebensumstände**, wie Haltung auf ungeeignetem Drahtgeflecht, hartem Untergrund, feuchter Einstreu und mangelnder Bewegungsmöglichkeit. Aber auch häufiges Schlagen mit den Hinterpfoten, Fettleibigkeit, überlange Krallen, Allgemeinerkrankungen mit gestörtem Allgemeinbefinden (da die Tiere nicht mehr die Toilettenecke aufsuchen, sondern in ihrem Urin sitzen) und Erkrankungen einer Gliedmaße (da die übrigen Sohlen verstärkt belastet werden) können zu Geschwüren an den Hinterläufen führen.

An der Sohlenfläche sehen Sie dann runde bis ovale haarlose Stellen mit Rissen, Krusten, Rötungen, was zur Bewegungsunlust führt und dann wiederum eventuell zu weiteren schmerzhaften Veränderungen im Sohlenbereich.

Homöopathie	
Rhagadenbildung, klebriges Sekret, spröde, verformte Krallen	**Graphites**
Pusteln	**Calcium fluoratum**
Bei Eiterungen	**Hepar sulfuris**
Chronische Entzündungen, Eiterungen und Fistelbildungen	**Silicea**

Tiefgreifende Entzündungen mit Bakterienbeteiligung	**Lachesis**
Hautausschläge, Ekzeme, Juckreiz, stinkende Absonderungen	**Mercurius solubilis**
Kräuter/Pflanzen	
Zur Ausleitung der entstandenen Schlacke	**Brennnesselblätter 1:10 als Teeaufguss**
Bachblüten	
Zur Entgiftung und Selbstheilung	**Centaury**
Aktiviert die Selbstheilungskräfte	**Gorse**

Praxistipp
Achten Sie auf weiches, trockenes Einstreu und eine optimierte Fütterung bei übergewichtigen Tieren.

Kokzidiose

Kokzidiose ist eine ernstzunehmende Krankheit! Will Ihr Nagetier nicht fressen und bekommt es trotz mehrerer Behandlungen immer wieder Durchfall, können Kokzidien (durch Keime im Frischfutter) die Ursache sein. Zum Ausbruch der Krankheit kommt es aber meist erst in Stresssituationen, etwa wenn ein neues Nagetier in die Gruppe integriert wird oder bei Schwächung des Immunsystems, beispielsweise durch Parasiten.

Eine Kokzidiose führt zu schweren Störungen des Allgemeinbefindens, Trommelsucht, immer wiederkehrendem und wässrigem Durchfall, Appetitlosigkeit und Teilnahmslosigkeit.

Homöopathie	
Durchfall, Kolik (zeigt sich durch einen aufgekrümmten Rücken)	**Nux vomica**
Extrem geschwächt, Wasserdurchfälle	**Arsenicum album**
Zur Kreislaufstärkung	**Veratrum album**
Kräuter/Pflanzen	
Beruhigend, krampflösend	**Schwacher schwarzer Tee oder ein Gemisch aus Kamillen-, Fenchel- und Pfefferminztee, evtl. mit Traubenzucker**
Krampflösend, antibakteriell, wundheilungsfördernd	**Kamillenblüten 1:50 als Teeaufguss**
Bachblüten	
Sensibel, ängstlich; auf Reisen	**Aspen**
Nervös, reizbar, unruhig	**Impatiens**

Praxistipp

- Begleitend muss der gesamte Käfig täglich gründlich (!) gereinigt werden, auch noch eine Woche nach der erfolgreichen medikamentösen Behandlung.
- Da die Tiere durch den Durchfall meist viel Flüssigkeit verlieren, muss Flüssigkeit künstlich zugeführt werden.

Mittelohrentzündung (Otitis media)

Schüttelt ein Nagetier vermehrt seinen Kopf und kratzt es sich an den Ohren, steckt oft eine Entzündung der Ohren dahinter. Beobachten Sie eine Schiefhaltung des Kopfes, Gleichgewichtsstörungen oder Kreisbewegungen, kann es sich um eine Mittelohrentzündung handeln. Zusätzlich können noch Fieber, Teilnahmslosigkeit und Ohrabklappung hinzukommen. Kaninchenschnupfen, Bakterien, Bissverletzungen und Ohrräude führen möglicherweise zu einer Mittelohrentzündung.

Homöopathie	
Linksseitig, Druck lindert (das zeigt sich durch Liegen auf der schmerzhaften Seite), zusätzlich noch Halsschmerzen	Lachesis
Beginnende Mittelohrentzündung, rechtsseitig, vermehrter Durst, nach Sonne und Hitze	Belladonna
Überriechender Ohrenausfluss	Silicea
Chronisch, mit Lymphdrüsenschwellung	Asa foetida
Zur Stärkung des Immunsystems	Echinacea compositum
Kräuter/Pflanzen	
Anregung der körpereigenen Abwehr	Anis, 1:50 mit Wasser als Teeaufguss
Als Folge einer Infektion	Holunder 1:50 mit Wasser als Teeaufguss

Bachblüten	
Bei Infektionsanfälligkeit und Fieber	Clematis
Bei Entzündungen, die die Sinnesorgane betreffen	Impatiens
Durch Zugluft	Mimulus

Achtung

Eine Mittelohrentzündung kann schnell mit einer Hirnhautentzündung (Enzephalitis) verwechselt werden. Lassen Sie die Diagnose bitte von einem Fachmann abklären.

Entzündung des äußeren Gehörgangs (Otitis externa)

Fremdkörper, Milben, Pilze (bei schlechter, feuchter Unterkunft) und Bakterien gelten als Ursache für eine Otitis externa. Sie merken diese Entzündung bei Ihrem Tier am häufigen Kopfschütteln, vermehrten Kratzen an den Ohren, Kopfschiefhaltung, Krusten in den Ohren, schmierigem Sekret und vermehrtem Talg in den Ohren.

Homöopathie	
Trockenes Ekzem mit starkem Juckreiz	Sulfur
Nässende, stinkende Ekzeme, mit gelbem, übelriechendem Eiter	Mercurius solubilis
Starke Absonderung aus Talgdrüsen	Psorinum D12
Stinkende Ausflüsse	Kreosotum
Zur allgemeinen Unterstützung	Lachesis und Calendula

Kräuter/Pflanzen	
Krampflösend, antibakteriell, wundheilungsfördernd	Kamillenblüten, 1:50 als Teeaufguss
Bachblüten	
Mit Juckreiz	Impatiens
Zur Ausheilung	Crab Apple

Ohrräude (Otodectes cynotis)

Ohrräude wird ausgelöst durch Milben, die hauptsächlich am Ohrgrund und in den Falten der Ohrmuschel zu finden sind. Bei stärkerem Befall können später auch Kopf, Hals und Schulter betroffen sein. Diese Milbenart kommt besonders bei Tieren aus Zoohandlungen vor, die ihre Tiere aus unterschiedlichen, teilweise auch unkontrollierten „Zuchten" bekommen.

Symptome sind Juckreiz, struppiges und abstehendes Fell, blätterteigartige Borkenbildung im Ohr, Kopfschiefhaltung, Kreisbewegungen, abgeklappte Ohren beim Kaninchen. Mittelohrentzündung, Abmagerung und Teilnahmslosigkeit können als Folge entstehen.

Homöopathie	
Nässend, übelriechend, starker Juckreiz	Psorinum D30
Chronisches Ekzem, kleieartige, schuppige Absonderungen, leicht blutend	Arsenicum album
Bachblüten	
Bei Parasiten	Crab Apple
Willensschwache, unterwürfige und gutmütige Tiere	Centaury

Sonstiges	
Zur Reinigung	Mit Kamillan-Lösung oder Kamillosan-Konzentrat (auf Wattestäbchen), aber Borken erst nach einiger Zeit und entsprechender Einweichung entfernen.
	Ohrmilben lassen sich auch durch die Verwendung von ozonisiertem Olivenöl in den äußeren Gehörgängen abtöten.

Praxistipp

Die vollständige Reinigung der Ohren ist die Basis für den Therapieerfolg.

Osteodystrophie, Satinkrankheit bei Meerschweinchen

Osteodystrophie („OD") ist eine Stoffwechselkrankheit der Knochen: Störung des Mineralstoffwechsels, verursacht durch chronische Nierenerkrankungen oder Fehlernährung. Bei dieser Krankheit wird den Knochen Kalzium entzogen und kein neues mehr eingelagert. Das entzogene Kalzium wird durch Bindegewebe ersetzt, sodass die Knochen weich und instabil werden. Die **Symptome** sind unterschiedlicher Art:

- Befall der **Oberschenkel und Hüften**: Schwierigkeiten beim Laufen und Entlastung der Hinterbeine auch in Ruhephasen.
- Befall des **Kiefers und Kopfes**: Probleme beim Fressen, Gewichtsabnahme bei normalem Fressverhalten und die Bevorzugung von Weichfutter.
- Im **fortgeschrittenem Stadium**: Störungen der Bewegung und hoppelnder Gang.

Treten Symptome der OD auf, kann durch Röntgen des Schädels, der Oberschenkelknochen und der Hüfte die Diagnose vom Tierarzt gestellt werden. Die Krankheit tritt meist im Alter von 1 bis 2 Jahren auf. OD ist weder behandelbar noch heilbar. Solange das Tier jedoch ohne Schmerzen lebt, sollte man ihm ein schönes Leben bieten und mit naturheilkundlichen Mitteln unterstützen.

Homöopathie	
Wichtige Knochenmittel	**Calcium carbonicum**
	Magnesium phosphoricum
	Acidum fluoricum
	Aurum
Kräuter/Pflanzen	
Durchblutungsfördernd, entkrampfend	**Rosmarinblätter** 1:10 zur äußeren Anwendung, betupfen
Unterstützt die Gelenkfunktion	**Indischer Weihrauch (Gummiharz), Fertigergänzungsfuttermittel zur inneren Anwendung**
Bachblüten	
Fehlhaltung, Verkrümmung, Versteifung mit Angst und Verunsicherung	**Aspen**
Lindert starke Schmerzen, fördert die Selbstheilung	**Cherry Plum**
Gibt Mut und Durchhaltevermögen	**Oak**

Parasitenbefall

Nagetiere können auch, wie viele andere Haus- und Wildtiere, von Parasiten befallen werden. Hier unterscheidet man zwischen Milben, Haarlingen, Läusen und Flöhen. Die Anzeichen sind bei allen Parasiten dieselben: Juckreiz, Haarausfall, gerötete Haut, Unruhe, Schuppen, mitunter auch Abmagerung durch Schmerzen, Apathie etc.

> **Achtung**
> Wenn man den Verdacht hat, dass sein Nager von Parasiten befallen ist, sollte man auf jeden Fall einen Tierarzt aufsuchen.

Ein durch Krankheit, Fehlernährung oder Stress (z. B. durch Vergesellschaftung) geschwächtes Nagetier neigt eher dazu, von Parasiten befallen zu werden, bzw. zu einer starken Vermehrung der bereits auf dem Tier lebenden Parasiten. Aber auch zu wenig oder zu viel Sauberkeit begünstigt einen Parasitenbefall (in einem dreckigen Käfig vermehren sich Parasiten schnell und ein zu steriler Käfig lässt das Immunsystem der Nager erlahmen, da sie mit keinen Keimen etc. in Berührung kommen).

Homöopathie	
Bei **Jungtieren**: schlaffe Tiere **ältere Tiere**: wenn sich der Parasitenbefall wiederholt	**Calcium carbonicum C30 2x täglich für eine Woche**
Juckreiz mit Schuppenbildung	**Sulfur**
Kräuter/Pflanzen	
Bei Parasiten, die den Darm anfallen	**Thymian, 1:20 mit Wasser als Teeaufguss**
Bachblüten	
Zur Ausheilung	**Crab Apple**

Penisvorfall, Penisring

Eine solche Krankheit kommt häufig bei unkastrierten Männchen mit hypersexuellem Verlangen vor. Verletzungen durch Bisswunden oder abgelöste Haare, die an der Penisschleimhaut hängen bleiben, können einen verengenden Ring bilden. Dieser kann für das Tier sehr unangenehm sein und muss schnellstmöglich vollständig entfernt werden. Leckt sich ein Nager häufig im Genitalbereich oder hat Probleme beim Harnabsetzen, kann ein Penisvorfall oder Penisring die Ursache sein.

> **Achtung**
> In beiden Fällen müssen Sie unverzüglich den Tierarzt aufsuchen,
> um schnelle Hilfe für Ihr Tier zu bekommen!

Pilzbefall (Dermatomykosen)

Ein Befall mit Hautpilzen zeigt sich häufig rund um Nase, Augen und Mund und ist ebenfalls ein Fall für den Tierarzt. Hautpilze bevorzugen trockene Stellen. Juckreiz ist eher selten. Es kann aber auch zu Haarausfall, Verfilzungen, trockener, geröteter Haut und Farbwechsel des Fells (graue und schwarze Kaninchen bekommen plötzlich braunes Fell) kommen. Schlechte Haltung und Ernährung, hohe Temperaturen, Feuchtigkeit und Stress führen zu einem geschwächten Immunsystem und können daher einen Pilzbefall hervorrufen. Daher ist eine Steigerung der körpereigenen Abwehr Grundlage für eine erfolgreiche Behandlung

Homöopathie	
Abwehrsteigerung	**Echinacea compositum**
Juckend, „bringt Hautstoffwechsel in Gang", wirkt entgiftend	**Sulfur**
Gelblich-eitriges Sekret	**Cinnabaris**

Kräuter/Pflanzen	
Beruhigend, juckreizstillend	**Aloe** **Nutzen Sie die Fertigpräparate zur äußeren Behandlung und Abtufen der irritierten Stellen**
Bachblüten	
Zur Unterstützung bei der Bekämpfung der Pilze	**Crab Apple**
Zur äußeren Anwendung, betupfen Sie die irritierten Stellen	**Notfall-Tropfen und Crab Apple**

Achtung
- Pilze werden durch direkten Kontakt übertragen. Beachten Sie, dass auch eine Übertragung vom Nagetier auf den Menschen oder andersherum möglich ist.
- Wenn Tiere eine Hauterkrankung aufweisen, sollten sie sicherheitshalber isoliert werden. Im Umgang mit ihnen sollte auf besondere Hygiene geachtet werden.

Schnupfen, allgemeine homöopathische Mittel

Manchmal ist es aufgrund der verschiedenen Symptome und unterschiedlichen Verläufe schwierig, das richtige Mittel zu finden. Vor allem bei Erkältungen gibt es eine große Anzahl von verschiedenen Mitteln, darum sind hier nur die wichtigsten aufgeführt. Symptome beim Schnupfen können unter anderem häufiges Niesen, verstärktes Putzen am Kopfbereich, Nasenausfluss (sichtbar an den Vorderpfoten durch das Putzen), Augenausfluss, Apathie und Gewichtsabnahme sein.

Stärkung der körpereigenen Abwehr	**Echinacea**
In der ersten „stürmischen, fieberhaften" Phase, mit **plötzlicher** Empfindlichkeit und deutlicher Verschlechterung	**Aconitum**
Hohes Fieber, Teilnahmslosigkeit	**Baptisia**
Manifeste Erkrankung, hohes Fieber, trockene, hochrote Schleimhäute, weite Pupillen	**Belladonna**
Reizbare Stimmung, rote Gelenke, Berührungsempfindlichkeit, Schmerzhaftigkeit, großer Durst	**Bryonia alba**
Beginnender Schnupfen mit verstopfter Nase, Kurzatmigkeit	**Camphora**
Starker Fließschnupfen, viel Durst, periodisches Fieber, Teilnahmslosigkeit	**Eupatorium**
Niesreiz, Augen- und Ohrenentzündung	**Euphorbium**
Augenentzündung, dicker rahmiger, wundmachender Ausfluss	**Euphrasia**
Beginnendes Fieber, Abwehrstärkend	**Ferrum phosphoricum**

Vergiftungen

Vergiftungen kommen eher selten vor, werden dann aber meist durch **Giftpflanzen** hervorgerufen. Besonders häufig werden Tiere in der Praxis vorgestellt, die sich durch Oleander, Efeu, Kartoffelkeimlinge und Tomatenpflanzen vergiftet haben. Aber auch **Düngemittel**, Pestizide (jedes Grünfutter gut abwaschen!), Insektizide, Medikamente, verdorbenes Grünfutter, Pflanzen und Lacke (zum Beispiel lackierte Käfiggitter) können ursächlich sein. Teilnahmslosigkeit, Appetitlosigkeit, struppiges Fell, Bauchschmerzen (gekrümmter Rücken), Fieber, Durchfall, zentralnervöse Störungen (Muskelzittern, Krämpfe) und Blähungen sind Anzeichen für eine Vergiftung.

Homöopathie	
Bei Vergiftungen durch Insektizide, verdorbenes Futter	**Okoubaka**
Bei allen anderen Vergiftungen, mit Durchfall, starke Krämpfe	**Nux vomica**
Kreislaufschwäche	**Veratrum album**
Mit Hämolyse (Abbau von roten Blutkörperchen)	**Lachesis**
Neurologische Ausfallerscheinungen	**Plumbum metallicum, Hypericum**
Unterstützend für Leber und Niere, als Nachbehandlung	**Flor de Piedra**
Kräuter/Pflanzen	
Wenn Durchfall entsteht	**Eichenrinde, 1:50 mit Wasser als Teeaufguss**
Gefäßschützend, entzündungshemmend	**Heidelbeerblätter, 1:50 mit Wasser als Teeaufguss**

Bachblüten	
Zur Ausleitung der Giftstoffe	**Crab Apple**
Für Durchhaltevermögen	**Gentian**
Für neuen Lebensmut	**Sweet Chestnut**

Praxistipp

Wenn Sie wissen, was Ihr Nager gefressen haben könnte, sollten Sie diese Utensilien bitte mit zum Tierarzt nehmen. Dann kann er die Therapie entsprechend anpassen.

Verstopfung (Obstipation)

Die Verstopfung tritt beim Nager, wie die meisten anderen Verdauungsprobleme, aufgrund ungeeigneter Ernährung (zu viel Trockenfutter), Flüssigkeitsmangel, zu viel Stroh, altes Heu, Äste, zu wenig Heu oder wasserarme, schwer verdauliche Nahrungsmittel auf. Kaninchen sollte man während des Fellwechsels die abgestorbenen Haare entfernen, diese kann man „rupfen" oder mit einer Bürste entfernen, da bei (gegenseitiger) Fellpflege sonst zu viele Haare aufgenommen werden, die wiederum zu einer Verstopfung führen können. Aber auch Infektionen des Magen-Darm-Traktes, raumfordernde Erkrankungen der Gebärmutter, Fettleibigkeit (Adipositas), Bewegungsmangel, Lebererkrankungen und Zahnerkrankungen können zu einer Verstopfung führen. Es kann aber auch bei Jungtieren auftreten, die gesäugt werden und zusätzlich schon Trockenfutter bekommen und dabei wenig trinken. Eine Verstopfung zeigt sich deutlich durch vergebliche Versuche Kot abzusetzen oder mangelnden Kotabsatz, allgemeines Unwohlsein, kleine, sehr trockene Kötel (als Kette aneinandergereiht), Appetitmangel, Trägheit, Schmerzlaute beim Abkoten, unregelmäßigen Kotabsatz, Darmschleimhaut auf dem Kot oder Gase im Magen und Darm.

Achtung

Wenn gar kein Kot mehr abgesetzt wird, liegt eventuell ein Darmverschluss vor, der lebensbedrohlich ist!

Homöopathie	
Auf Reisen	**Platinum**
Durch mangelnde Bewegung, Berührungsempfindlichkeit, Schmerzen (gekrümmter Rücken)	**Nux vomica**
Mit vergeblichem Stuhldrang	**Causticum hahnemanni**
Zur Unterstützung des Kreislaufes	**Carbo vegetabilis**
Bei alten Tieren, meist auch mit schuppigem und schlechtem Fell	**Alumina**
Wechselnd mit Durchfall	**Acidum nitricum**
Kräuter/Pflanzen	
Appetitanregend, Anregung von Magen-Darm-Sekretion	**Löwenzahnblätter 1:50 mit Wasser als Teeaufguss**
Bachblüten	
Willensschwache, unterwürfige und gutmütige Tiere	**Centaury**
Erschöpft, unmotiviert, schwach, alte Tiere	**Hornbeam**
Allgemeine Kraftlosigkeit	**Olive**

Praxistipp
Auf eine ausreichende Flüssigkeitszufuhr sollte zusätzlich selbstverständlich geachtet werden.

Wunden und Verletzungen

Grundsätzlich muss nach der Erstversorgung immer nach der Ursache der Wunde gesucht werden, um eine neue Wunde zu verhindern und eine gute Wundheilung zu gewährleisten. Ursachen können Kämpfe, Parasiten, Heuhalme, Äste oder sonstige Gegenstände im und am Käfig sein. Die Wunde säubert man am besten mit lauwarmem Wasser. Sie sollte außerdem täglich auf Verhärtungen, Entzündungen usw. untersucht werden, um Abszessbildungen vorzubeugen. Jede tiefere oder entzündete Wunde muss vom Tierarzt behandelt werden.

Homöopathie	
Bisswunden	Calendula Carbo vegetabilis
Schnittwunden	Arnica Ledum Staphisagria
Prellungen	Arnica
Quetschungen	Arnica Hamamelis
Brüche	Calcium phosphoricum Symphytum
Muskelschwund durch Brüche	Plumbum metallicum
Verbrennungen	Calendula Apis mellifica
Schock nach einer Verletzung	Aconitum

Kräuter/Pflanzen	
Unterstützt die Wundheilung	**Eisenkraut** **1:50 mit Wasser** **zur äußeren Anwendung**
Bachblüten	
Unterstützt die Selbstheilungskräfte	**Scleranthus**
Das Tier ignoriert seine Verletzung und schadet sich dadurch selbst	**Oak**
Reinigende Wirkung	**Crab Apple**
Schockzustand	**Star of Bethlehem**

> **Praxistipp**
> Auch bei Kleintieren sollte ein Bruch möglichst geschient werden. Der Fachmann macht das mithilfe von Strohhalmen oder kleinen Hölzchen. Dies muss auf jeden Fall akkurat und professionell gemacht werden, da die Nager die geschienten Stellen gerne bis zur Selbstverstümmelung benagen.

Zahnprobleme

Zahnprobleme gehören mit zu den häufigsten Gründen für den Tierarztbesuch mit einem Nager. Häufig treten sie aufgrund von genetisch bedingten Gebissfehlstellungen (Abrundung des Kopfes) auf. Auch falsche Ernährung (zu weiches Futter, zu hartes Futter), Unfälle (abgebrochene Schneidezähne) und Alterserscheinungen können zu fehlendem Zahnabrieb und Zahnproblemen führen.

Futterverweigerung, langsames Fressen, Abmagerung, Schwellungen am Unterkiefer, tränende Augen, Durchfall und starkes Speicheln sind die Folge von Zahnproblemen. Im akuten Fall sollte der Nager immer dem Tierarzt vorgestellt werden, der die Zähne (eventuell mehrmals im Jahr) abschleifen muss.

Homöopathie	
Parodontose	**Calcium phosphoricum** **Silicea**
Zahnfleischentzündung	**Apis mellifica** **Belladonna**
Lockere Zähne, bei jungen Nagern	**Calcium phosphoricum**

Praxistipp

Heu, Stroh und Zweige für verbesserten Zahnabrieb sollten immer zur Verfügung stehen.

Kaninchen

Kaninchen gehören zu den Lagomorphen (Hasenartigen). Ein Unterschied zu den „anderen" Nagetieren (Rodentia) besteht darin, dass sich bei den Lagomorphen im Oberkiefer ein zweites Paar Schneidezähne hinter dem ersten Paar befindet. Diese zusätzlichen Zähne haben keine Schneidefläche und werden als „Stiftzähne" bezeichnet.

▷ Wie kann man ein Kaninchen gut und problemlos untersuchen?

Dazu müssen Sie auf jeden Fall beachten, dass Kaninchen Fluchttiere sind und daher laute Geräusche, plötzliche Bewegungen und zu festes Zugreifen zu Fluchtreflexen führen können. Deshalb müssen Kaninchen auch während einer Untersuchung gut festgehalten werden, um Unfällen durch Panik und unvorhersehbaren Reaktionen vorzubeugen.

Kaninchen beißen in der Regel nicht, dennoch muss der Untersucher achtsam sein bei den Krallen, die einen schnell mal erwischen können.

Sie greifen ein Kaninchen am besten mit beiden Händen so, dass die eine Hand die Seite bis zu den Hinterbeinen abdeckt und die andere Hand das Nackenfell greifen kann.

Leider kam es schon häufig vor, dass durch unachtsames Festhalten Verrenkungen beim Kaninchen ausgelöst worden sind. Außerdem darf ein Kaninchen nicht an den Ohren hochgehoben werden.

Beachten Sie bitte auch, dass Kaninchen noch stressempfindlicher sind, wenn Sie ein durch eine Krankheit gestörtes Allgemeinbefinden haben.

Dacryozystis

Die Dacryozystis ist eine häufige Krankheit bei Kaninchen. Es handelt sich hier um eine Entzündung des Tränen-Nasen-Kanals und des Tränensäckchens. Als Ursachen kommen bakterielle Infektionen und Zahnfehlstellungen infrage. Eine Dacryozystis erkennt man an einem schleimig-eitrigem Augenausfluss, Schwellungen des Tränensäckchens, Lidkrampf (Blepharospasmus) und eventuell Appetitlosigkeit. Eine erfolgreiche Behandlung ist schwierig, sodass die naturheilkundliche Therapie nur begleitend durchgeführt werden kann.

Homöopathie	
Tränende Augen, gerötete Augen, verklebte Augen, Trübung des Auges (weiß bis weißlich-blau)	Euphrasia
Bei starkem, zähem Sekret	Pulsatilla
Bei starker Schwellung	Apis mellifica
Wiederkehrend	Argentum nitricum
Mit Schleimhautentzündung in der Nase	Vaccinum
Zur Stärkung des Immunsystems	Echinacea compositum
Sonstiges	
Vitamine	Vitamin A/Multivitamine

Hirnhautentzündung (Enzephalitis)

Die Hirnhautentzündung ist eine der häufigsten Erkrankungen von Kaninchen und gehört zu den Zoonosen. Übertragung der Krankheit (vom Tier auf den Menschen und andersherum) durch Speichel, Luft und Blut. Ein Ausbruch der Krankheit steht häufig im direkten Zusammenhang mit Stress. Betroffen sind meist Gehirn, Nieren, Augen, Lunge, Herz, Leber und Darm. Zu den Symptomen gehören Appetitlosigkeit, Schwäche, neurologische Symptome (Hinterhandschwäche, Kopfschiefhaltung, Umkippen, Desorientierung, Drehen um die eigene Achse), chronische Niereninsuffizienz und Augenveränderungen.

Homöopathie	
Neurologische Ausfallerscheinungen	Hypericum
	Plumbum metallicum

Kaninchenschnupfen (Rhinitis contagiosa cuniculi)

Der ansteckende Kaninchenschnupfen ist eine unter Hauskaninchen weit verbreitete Erkrankung, die Tiere jeden Alters befallen kann. Die Krankheitserreger werden mit der Nahrung aufgenommen oder eingeatmet. Erregeransammlungen gibt es dann vor allem in den Nasenhöhlen und auch in der Lunge. Anfangs ist diese Krankheit schwer erkennbar, da keine Störung des Allgemeinbefindens vorliegt, lediglich kurzes, trockenes Niesen ist zu beobachten. Später kommt dann ständiges Niesen mit Nasen- und Augenausfluss hinzu sowie verklebte Haare an der Nasenöffnung und an den Vorderläufen. Aber auch Bindehautentzündung und Mittelohr- oder Innenohrentzündung kommen vor. **Innerlich** kommt es zu Lungenabszessen und einer schleichenden Entzündung der Bronchien, die in Einzelfällen auch noch nach Jahren zum Tode führen können.

Bei einer Erstbehandlung des Kaninchenschnupfens ist eine Antibiotika-
therapie über mindestens 7 Tage erforderlich. Leider sind die Aussichten
auf Heilung zumeist äußerst vorsichtig zu beurteilen. Es muss immer mit
einem erneuten Auftreten der Krankheit gerechnet werden, weil es kaum
möglich ist, die Erreger vollständig aus den Nasennebenhöhlen zu vertrei-
ben.

Gut zu wissen
Die Verklebungen an den Vorderpfoten sind eine Folge des Putzens.

Homöopathie	
Zur Immunsteigerung, folgende Kombinationen:	**Pulsatilla, Sulfur und Gripp-Heel 3x täglich zeitgleich eingeben**
	Lachesis D30 + Echinacea D30 einzeln im Abstand von einer Stunde jeweils 3x täglich bis zur Genesung

Myxomatose

Die Myxomatose ist eine hoch ansteckende Viruserkrankung bei Kaninchen
mit Sterberaten bis zu 100 %. Die Übertragung oder Infektion erfolgt in
erster Linie durch Stechmücken, die die Krankheit von Wildkaninchen auf
Hauskaninchen übertragen, oder durch kontaminiertes Grünfutter. Auch
eine direkte Ansteckung von Tier zu Tier ist möglich, darüber hinaus eine
indirekte über Käfige, Grünfutter und auch dem Menschen. Die Inkubationszeit beträgt 4 bis 10 Tage. Eine Behandlung ist im Grunde nicht möglich,
daher ist leider das Einschläfern (Euthanasie) angeraten. Ein Gegenmittel
gegen den aktiven Virus gibt es nicht. Eine schulmedizinische unterstützende Therapie wird mit Antibiotika, Infusionen und Zwangsfütterung durchgeführt. Bei der **harmloseren Form**, der „Knotenform" (pockenartige Kno-
tenbildung an den Augen und im Genitalbereich), sind die Aussichten etwas besser.

Symptome zu Beginn sind Rötung und geschwollene Lidbindehäute, Tränenfluss, Verdickungen am Kopf („Löwenkopf") und Genitalbereich sowie Fieber bis 41 °C und Schluckbeschwerden. Später erkennbar sind Eiterungen der Augen, Anschwellung der Lider bis zur Blindheit und Entzündungen der Genital- und Analregion. Der Tod tritt durch Entkräftung innerhalb von 8 bis 14 Tagen ein.

Homöopathie	
Mit Fieber	**Belladonna**
Zur Stärkung des Immunsystems	**Echinacea D30 + Lachesis D30 einzeln im Abstand von einer Stunde jeweils 3x täglich bis zur Genesung**

Achtung
Überlebende Kaninchen bleiben Virusträger und stellen somit eine dauerhafte Gefahr für andere Kaninchen dar.

Rabbit Haemorrhagic Disease (RHD)

RHD, die sogenannte Chinaseuche, ist eine virusbedingte Infektionskrankheit, von der nur Kaninchen und Hasen befallen werden. Sie ist besonders gefährlich, denn diese Krankheit ist hoch ansteckend und nicht heilbar. Die Bezeichnung „Chinaseuche" hat ihre Ursache im ersten Auftreten der Krankheit 1984 in China.
Übertragen wird die Krankheit durch direkten Kontakt mit einem erkrankten Tier, aber auch durch kontaminiertes Grünfutter und stechende Insekten. Menschen sind ebenfalls als Überträger über Einstreu und Futter möglich, sodass auch Wohnungskaninchen nicht vor dieser Krankheit sicher sind. Die Inkubationszeit beträgt 1 bis 3 Tage und kann ganzjährig auftreten. Die Krankheit nimmt häufig einen **heftigen Verlauf**. Der Tierarzt/Tierheilpraktiker hat oft keinen Blick auf die Symptome, da das Tier meist vom Besitzer tot aufgefunden wird, denn der Tod tritt bereits nach 1 bis 2 Tagen ein.
Im Vordergrund stehen Blutungen der Schleimhäute im Atmungstrakt, aber

auch im Darm und Harnorganen. Außerdem sind Leber, Milz und Niere angeschwollen. Die infizierten Tiere leiden an plötzlicher Teilnahmslosigkeit, hohem Fieber und Krämpfen. Mitunter schreien diese Tiere auch und es tritt Blut aus Nase und Maul mit dazugehöriger Atemnot. Ein deutlicher Hinweis auf RHD ist die verkrampfte Stellung der Leiche mit in den Nacken gebogenem Kopf sowie blutig-schaumiger Nasenausfluss.

Beim **milderen Verlauf** sind die Aussichten etwas besser, hier kommt es selten zu Todesfällen. Die Symptome des milderen Verlaufs sind Fressunlust für 3 bis 4 Tage, Fieber und allgemeine Schwäche.

Als vorbeugende Maßnahmen gelten das Fernhalten von Insekten, nur Grünfutter von unkontaminierten Wiesen und die Vermeidung des Kontaktes zu Wildkaninchen.

Homöopathie	
Plötzlicher Beginn	**Aconitum**
Dramatischer Verlauf	**Arsenicum Album C30. Für die im Alltag häufig erwähnte einmalige Behandlung mit einer Hochpotenz sprechen Sie bitte mit Ihrem Tierheilpraktiker.**

Scheinträchtigkeit

Eine Scheinträchtigkeit kommt besonders häufig bei Kaninchen vor. In einer „echten" Tragzeit beginnt das Kaninchenweibchen 5 Tage vor der Geburt ihre Haare im Bauchbereich auszurupfen, um ein Nest zu bauen. Dies wird vermutlich hervorgerufen durch den Progesteronabfall kurz vor der Geburt. Zu einem ähnlichen Verhalten kommt es auch im Verlauf der Scheinträchtigkeit. Ursachen für eine solche Scheinträchtigkeit sind hormonelle Störungen oder ein steriler Deckakt. Beides führt zu einem Eisprung und damit auch zu einer Gelbkörperbildung, sodass das Kaninchen „denkt", es sei tragend und für die Nachkömmlinge sorgen muss. Erkennen kann man eine Scheinträchtigkeit an Nestbau, erhöhter Aggressivität und Appetitlosigkeit.

Homöopathie	
Zur Hormonregulierung	**Pulsatilla C30** **1x täglich 1 Woche lang**
Bachblüten	
Übertrieben fürsorglich und bemutternd	**Red Chestnut**
Launisch, unsicher	**Wild Oat**
Innere Anspannung, Fell zupfen	**Agrimony**
Für mehr Ruhe in der Stresssituation der Scheinträchtigkeit	**Cherry Plum**
Kräuter/Pflanzen	
	1 bis 2 frische Salbeiblätter täglich

Meerschweinchen

Meerschweinchen sind, wenn sie artgerecht gehalten und ernährt werden, kaum anfällig für Krankheiten. Beachten Sie aber bitte, dass Meerschweinchen gegen Hitze sehr empfindlich sind, sie können ganz schnell einen **Hitzschlag** erleiden. Da sie aus Höhenregionen von 4.200 Meter kommen, empfinden Sie bereits 25 °C als warm. **Zugluft** ertragen sie, wie alle Nager, nicht. Die Gefahr einer Erkältung ist groß.

Das Meerschweinchen ist durch das Fehlen eines Leberenzyms nicht in der Lage, Vitamin C selbst herzustellen.

▷ Wie kann man ein Meerschweinchen gut und problemlos untersuchen?

Meerschweinchen lassen sich in der Regel schwierig fangen. Um sie sicher und gut festzuhalten, hält man die Meerschweinchen mit der einen Hand unter dem Bauch und mit der anderen Hand stützt man den Körper. Sie sollten nicht von oben angefasst werden, da dies zu Lungen- und Leberschädigungen führen kann.

Durch die große Beweglichkeit und das laute Quietschen wird eine Untersuchung häufig erschwert, gebissen wird man von einem Meerschweinchen aber selten.

Lippengrind (Cheylitis)

Lippengrind ist eine Entzündung der Lippen und eine häufige **Hautkrankheit** bei Meerschweinchen. Sie ist aber gut zu behandeln und weniger gefährlich. Ursachen können winzige Risse in der Mundpartie sein, bedingt durch Vitaminmangel (Vitamine A, C und Pantothensäure) und Futterbestandteile, Milbenbefall einer bestimmten Milbenart, die sich im Gaumen der Meerschweinchen einnistet, sowie Stress.

Erkennen kann man Lippengrind an krustigen Veränderungen an den Lippen des Meerschweinchens. Der Schorf ist gelblich bis blutig rot. In fortgeschrittenem Stadium sind außerdem Nase und das gesamte Gesicht befallen.

Homöopathie	
Schorfig, hornige Konsistenz	**Thuja**
„Stoffwechsel"	**Sulfur**
Sonstiges	
Vitamine	**Vitamine A und C durch ausgewogene Frischfütterung. Eine Behandlung mit Vitaminpräparaten ist dann nicht notwendig**
Ernährung	**Ungesättigte Fettsäuren in Form von Sonnenblumenkernen (2 bis 3 pro Tag) oder geschroteten Leinsamen**
	Keine Fütterung von Äpfeln oder anderen säurehaltigen Früchten

Meerschweinchenlähme

Die Meerschweinchenlähme ist eine meist tödlich verlaufende Virusinfektion. Es handelt sich um eine ansteckende Infektion von Gehirn und Rückenmark. Übertragen und verbreitet wird diese Krankheit meist durch Tröpfcheninfektion, direkten Kontakt, orale Aufnahme oder bereits im Mutterleib. Die Inkubationszeit der Meerschweinchenlähme beträgt 9 bis 23 Tage.
Eine Behandlung ist kaum und selten möglich, sodass der Tod in akuten Fällen in 2 bis 10 Tagen eintritt, in einigen Fällen kann der Verlauf der Krankheit auch bis zu 4 Wochen dauern. Bei der Meerschweinchenlähme erkennt man vor allem eine Lähmung der Hinterbeine, später kommt dann die Lähmung des Darms und der Blase hinzu. Außerdem leiden die Tiere unter Fieber, Zittern, Appetitlosigkeit, Abmagerung, vermehrtem Speichelfluss, Atemnot, gesträubtem Fell und Schmerzen, was sich durch eine zusammengekauerte Stellung bemerkbar macht. Das Allgemeinbefinden ist schlecht und die Muskulatur ist entweder schlaff oder zittrig.

Die hier vorgestellten Therapievorschläge gelten auch für andere allgemeine Lähmungen.

Homöopathie	
Bei Harninkontinenz, zittriger Schwäche, Lähmung	Traumeel S + Nux vomica 3x täglich zusammen geben, Gelsemium 1x täglich
Lähmung und Muskelabbau	Plumbum metallicum
Nervenschädigung	Hypericum
Lähmung und Koordinationsschwierigkeiten	Conium
Lähmung allgemein, durch trockenes, kaltes Wetter	Causticum hahnemanni
Sonstiges	
Vitamine	Vitamin C und Vitamin-B-Komplex

Meerschweinchenpest, Meerschweinchenseuche

Die Meerschweinchenpest, auch Meerschweinchenseuche genannt, ist eine hoch ansteckende, durch Viren und Bakterien verursachte Krankheit und verläuft immer tödlich. Sie wird bei direktem Kontakt mit infizierten Tieren oder deren Kot und Urin, aber auch über indirekten Kontakt übertragen. Die Inkubationszeit beträgt 2 bis 17 Tage. Sichtbar wird die Meerschweinchenpest durch Sträuben des struppigen Fells (besonders am Kopf), Appetitlosigkeit, Abmagerung, Zittern, Atemnot, kauernder Stellung und Krämpfen der Beine und des Nackens.

Aufgrund der hohen Ansteckungsgefahr sollten alle Meerschweinchen, die mit Meerschweinchenpest infiziert wurden, von ihrer Krankheit erlöst werden. Die Therapievorschläge sind für die Zeit bis zur Einschläferung, um den Tieren einen größeren Leidensweg zu ersparen.

Homöopathie	
Befall von Gehirn, Rückenmark, Nervensystem, Motorik, Magen-Darm, Blase, Uterus	**Nux vomica**
Befall der peripheren Nerven	**Colocynthis**

Vitamin-C-Mangel

Ein ausgewachsenes Meerschweinchen benötigt zwischen **10 und 20 mg Vitamin C** am Tag. Meerschweinchen, die in der Wohnung gehalten werden, benötigen etwa 10 mg, in Außenhaltung 15 mg und tragende Meerschweinchen etwa 20 mg pro Tag. Die ausreichende Versorgung können Sie über eine abwechslungsreiche und frische Ernährung gewährleisten. Bei ausgewogener Fütterung ist eine zusätzliche Gabe von Vitamin C nicht nötig, denn eine zu hohe Versorgung kann ebenso schädlich sein, wie ein Mangel. Ein hoher Vitamin-C-Gehalt kann den Urin ansäuern und zu Nierenschäden und Hautreizungen (wie z. B. Lippengrind) führen.

> **Praxistipp**
> Bedenken Sie bitte, dass Gemüse und Obst nach längerer Lagerung Vitamin C verliert und auch im Winter der Vitamin-C-Gehalt in der Nahrung geringer ist.

Häufig wird ein akuter Vitamin-C-Mangel mit der Meerschweinchenlähme verwechselt, da beide „Krankheiten" die gleichen Symptome zeigen, wie Apathie, Abmagerung, gesträubtes Fell, hockende Haltung und im Extremfall Lähmung der Hinterbeine.

Hier ein paar Beispiele von Lebensmitteln, die ausreichend Vitamin C bieten und abwechselnd, regelmäßig, aber wohl dosiert gefüttert werden sollten:

Lebensmittel	Vitamin-C-Gehalt (mg pro 100 g)
Gemüse	
Broccoli	110
Kohlrabi	65
Paprika rot	150
Paprika gelb	295
Paprika grün	190
Petersilie	50
Tomaten	20
Obst	
Äpfel	10
Erdbeeren	60
Himbeere	15
Kiwi	80
Mandarinen	30
Wassermelone	10

Gut zu wissen

Achten Sie auch auf ein ausgewogenes Verhältnis von Kalzium und Phosphor (1,5:1), um die Bildung von Nieren- oder Blasensteinen zu verhindern.

Hamster

Erwachsene **männliche Hamster** haben dunkel pigmentierte Flecken in Höhe der Hüften. Die Haut ist dort rau, mit starren dunklen Haaren. Hier liegen die Hüftdrüsen. Bei sexueller Erregung wird das Fell um diese Drüsen feucht, und das Tier beginnt sich an dieser Stelle zu kratzen und zu scheuern. Die Geruchsstoffe aus den Hüftdrüsen dienen unter anderem der Abgrenzung des Territoriums. Bei **weiblichen Hamstern** sind die Hüftdrüsen weniger entwickelt und nur während des Östrus aktiv.

Leider wird oft irrtümlich angenommen, dass der Hamster ab einem gewissen Alter nur Alterschwäche zeigt. Dem muss nicht so sein, auch Hamster können unter diversen Infektionen und Erkrankungen leiden. Doch leider wird meist davon abgesehen, eine weitergehende Untersuchung und Behandlung durchzuführen. Dabei können Hamster in der freien Natur durchaus bis zu 8 Jahre alt werden ...!

Sobald man an seinem Hamster schwerwiegende Verletzungen oder Veränderungen in seinem Verhalten bemerkt, sollte man unverzüglich einen Fachmann aufsuchen. Wenn man beim Wiegen des Hamsters einen Gewichtsverlust feststellt, kann es ebenso sein, dass der Hamster eine ernsthafte Erkrankung hat oder unter großem Stress steht. Eine Gewichtsschwankung von 5 Gramm pro Woche ist allerdings normal.

Bei Temperaturen unter 6 °C geht ein Hamster in den Winterschlaf, dann liegt er zusammengerollt und scheint sich im Koma zu befinden oder sogar tot zu sein. Solche Tiere müssen erst aufgewärmt werden, bevor man schlussfolgern kann, ob etwas Ernsthaftes vorliegt, indem man den Käfig in ein Zimmer mit wärmerer Umgebungstemperatur stellt.

▷ Wie kann man einen Hamster gut und problemlos untersuchen?

Soll Ihr Hamster handzahm bleiben, sollten Sie ihn regelmäßig anfassen. Da Hamster **Nachttiere** sind, kann es vorkommen, dass sie beißen, wenn sie tagsüber aufgeweckt oder grob angefasst werden. Hamster sollte man so greifen, dass man mit der ganzen Hand den Bauch umfasst, allerdings sollte man darauf achten, nicht zu großen Druck auf Brustkorb und Bauch auszuüben.

Infantile Enteritis

Eine infantile Enteritis ist eine virusbedingte Darmentzündung, die bisher nur bei Hamstern beobachtet wurde. Sie befällt hauptsächlich Jungtiere bis zum Absetzhalter und wird begleitet durch ständigen und starken Durchfall. Daher erfolgt eine Therapie wie bei einer „normalen" Durchfallerkrankung (siehe Kapitel „Durchfall"), wobei der Verlauf bei Jungtieren leider überwiegend tödlich verläuft.

Kannibalismus

Kannibalismus, das sogenannte Jungtierfressen, das gelegentlich bei Hamstern und Mäusen beobachtet wird, lässt sich teilweise auf Mangelerkrankungen zurückführen. Bedenken sollte man allerdings, dass sich die überwiegende Zahl der Hamsterarten in der freien Natur auch nur zur Paarung zusammentun, sodass man mit der angebrachten Einzelhaltung dem Kannibalismus von vornherein entgegenwirken kann.

Wenn Kannibalismus in den ersten Tagen nach der Geburt auftritt, kann es jedoch ein Zeichen für eine mangelnde Milchproduktion des Muttertieres sein. Diese sollte dann vorwiegend behandelt werden.

Homöopathie	
Zur Steigerung der Milchproduktion	**Urtica urens D3 (Achtung: D30 stoppt die Milchbildung)**
	Phytolacca

Kolibazillose
(neuere Bezeichnung: Koli-Infektion)

Eine Kolibazillose ist eine bakterielle Infektionskrankheit, die zu blutigem Durchfall führt. Am Anfang wird hinter dem Durchfall meist eine Magen-Darm-Erkrankung vermutet, im weiteren Verlauf kommen dann allerdings Fieber, vermehrter Speichelfluss sowie Blähungen hinzu, sodass ein „normaler" Magen-Darm-Infekt ausgeschlossen werden kann. Vor allem Neugeborene und Tiere nach dem Absetzen sind davon betroffen. Ebenso bei plötzlicher Futterumstellung und nach Antibiotikagaben.

Homöopathie	
Länger anhaltender Durchfall	Silicea
Mit starker Schwäche und Abmagerung, übelriechende Durchfälle	Arsenicum album
Wässriger, schleimiger, blutiger Durchfall mit Fieber	Rhus toxicodendron
Kolikartig	Colocynthis
Mit Kreislaufschwäche	Veratrum album
Schaumiger und säuerlicher Durchfall, aufgeblähter Bauch	Magnesium phosphoricum
Wässrige und grünliche Durchfälle	Podophyllum pelatum
Wasserähnliche Durchfälle mit starker Kreislaufschwäche	Veratrum album
Schleimiger Durchfall	Pulsatilla

Kräuter/Pflanzen	
Beruhigend, krampflösend	Schwacher schwarzer Tee oder ein Gemisch aus Kamillen-, Fenchel- und Pfefferminztee, evtl. mit Traubenzucker
Krampflösend, antibakteriell, wundheilungsfördernd	Kamillenblüten 1:50 als Teeaufguss
Bachblüten	
Sensibel, ängstlich; auf Reisen	Aspen
Nervös, reizbar, unruhig	Impatiens
Panikartiges Verhalten, Durchfall durch Stress	Rock Rose

Praxistipp

Um der Kolibazillose vorzubeugen, achten Sie auf Hygiene, vielseitiges und gutes Futter. Stellen Sie das Futter nicht abrupt um.

Lymphozytäre Choriomeningitis (LCM)

Die Ursache liegt hier in einer Virusinfektion. Der Verlauf dieser Krankheit hängt vom Alter des Hamsters und Stärke/Art des Viruses ab. Die Viren vermehren sich in den Lymphozyten, was zu einem gestörtem Immunsystem führt. Als Symptome zeigen sich struppiges Fell, Abmagerung und Augenentzündung sowie eher selten Muskelzucken, Lähmungen oder Krämpfe. Auch hier ist leider nur eine Symptombehandlung, also eine Schmerztherapie durch den Tierarzt möglich. Unterstützend können unten stehende Mittel gegeben werden.

Homöopathie	
Stark gerötete Augen, tränend, Lichtempfindlichkeit	**Euphrasia**
Starkes Augensekret	**Pulsatilla**
Starke Schwellung der Augen, aber auch der Gliedmaßen	**Apis mellifica**
Lähmung und Muskelabbau	**Plumbum metallicum**
Zittrige Schwäche und Lähmung	**Nux vomica**
Kräuter/Pflanzen	
Krampflösend, antibakteriell, wundheilungsfördernd	**Kamillenblüten** **1:50 als Teeaufguss**
Bachblüten	
Reinigend gegen Erreger und Bakterien	**Crab Apple**
Sonstiges	
Vitamine	**Vitamin B12**

Achtung

Diese Krankheit überträgt sich auf den Menschen und kann Hirnhautentzündungen hervorrufen. Die Krankheit tritt allerdings nur bei Hamstern bis zum 5. Lebensmonat auf. So sollten Schwangere nur Hamster ab fünf Lebensmonaten halten, da sonst die Gefahr von Komplikationen in der Schwangerschaft bestehen können.

Nassschwanzkrankheit

Die Nassschwanzkrankheit kommt hauptsächlich bei Jungtieren bis zur 3. Woche vor. Die Ursache ist eine bakterielle Infektionskrankheit. Die Sterberate liegt bei 70 %. Symptome sind Teilnahmslosigkeit, Durchfall, Appetitlosigkeit, Untertemperatur, einrollen, nasse und verklebte Schwanz- und Aftergegend.

Homöopathie	
Kreislaufstärkend, bei Durchfall	Carbo vegetabilis
Schwanz und Aftergegend sind nass und verklebt	Nux vomica

Salmonellose (Mäusetyphus)

Häufig erkranken Jungtiere und trächtige Tiere. Die Krankheit verläuft bei **Hamstern** fast symptomlos, **Ratten** leiden „nur" unter Gewichtsverlust, während **Mäuse** eitrige Bindehautentzündungen, verklebte Augen, ausgedehnte Schwellungen am Kopf, Durchfall, Gewichtsverlust, Teilnahmslosigkeit, einen gekrümmten Rücken, Schwäche, Lähmung der Hinterbeine und Appetitlosigkeit bekommen.

> **Achtung**
> Die Salmonellose ist eine für den **Menschen ansteckende Infektionskrankheit** mit Darmentzündung, Durchfall und Bindehautentzündung. Ansteckungswege sind infizierter Kot, bzw. durch mit Kot verschmutztes Futter und Einstreu.

Homöopathie	
Teilnahmslosigkeit, gekrümmter Rücken, Schwäche und Lähmung der Hinterbeine	**Hypericum** **Plumbum metallicum**
Eitrige Bindehautentzündung, verklebte Augen	**Euphrasia**
Ausgedehnte Ödeme am Kopf	**Apis mellifica**
Durchfall, Gewichtsverlust, Teilnahmslosigkeit	**Carbo vegetabilis**

Gut zu wissen
Der Tod tritt in den meisten Fällen jedoch nach maximal 14 Tagen ein.

Verstopfung der Backentaschen/ Verletzung der Backentasche

Eine Verletzung der Backentaschen entsteht meist durch ungeeignetes Futter, wie Schokolade oder andere Süßigkeiten, da hierdurch die Backentaschen verkleben. Aber auch ungeeignetes Nestmaterial und Bisswunden können die Ursache für eine solche Verletzung sein. Erkennbar ist eine Verletzung durch Anschoppung der Backentaschen, Appetitlosigkeit und Fieber bei Entzündungen.

Achtung
Eine nicht-schulmedizinische Behandlung ist hier nicht möglich! Das Tier muss umgehend zum Fachmann, der ihm mit Spezialinstrumenten helfen kann, dort werden die Backentaschen nach außen gestülpt und ausgeräumt.

Naturheilkundlich ist hier allerdings eine Vor- bzw. Nachsorge des schulmedizinischen Einsatzes angebracht.

Homöopathie	
Zur Vorbereitung des Eingriffs	**Arnica**
Senkt die Blutungsneigung	**Traumeel S**
Nach dem Eingriff zur Heilungsförderung	**Arnica**

Ratten

Es gibt leider einige Krankheiten, die bei Ratten immer wieder auftreten. Am bekanntesten sind wohl **Tumore** und, obwohl die (Krebs-) Geschwürbildung eher eine typische „Alterserkrankung" ist, kommen diese inzwischen leider oft auch bei jüngeren Ratten von unter einem Jahr vor.

Atemwegserkrankungen sind bei den Ratten jedoch noch häufiger, welche sich durch lautes, schnelles Atmen (knackende Geräusche, Rasseln oder Röcheln) zeigt.

Sie können bereits bei sehr jungen Tieren auftreten.

▷ Wie kann man eine Ratte gut und problemlos untersuchen?

Die meisten Ratten sind zahm und daher leicht zu untersuchen. Vor einer Untersuchung sollte die Ratte aber immer die Zeit bekommen, sich an die Anwesenheit des Untersuchers zu gewöhnen.

Dann kann die Ratte an der Schwanzbasis (nicht an der Schwanzspitze!) gegriffen werden, die andere Hand umfasst die Ratte so, dass der Daumen unter dem Kinn und der Zeigefinger am Hals der Ratte ist. Nicht zu unterschätzen ist die richtige Lage des Daumens, der durch das Halten unter dem Unterkiefer eventuelles Beißen verhindern kann. Der hintere Körperteil sollte mit der anderen Hand gestützt werden.

Mykoplasmose, Murine Respiratorische Mycoplasmose (MRM)

Die Mykoplasmose ist eine bakterielle Infektion. Die Mykoplasmose selber ist derzeit noch nicht heilbar, aber man kann dafür sorgen, dass eine infizierte Ratte lange Zeit symptomfrei bleibt.

Angeblich tragen sehr viele Ratten den Erreger bereits in sich, ohne dass er ausbrechen muss, allerdings reicht für ein Ausbrechen der Krankheit oft eine andere Erkrankung, Stress (häufiges Umbauen des Käfigs, ständiges Stören der Ruhephasen) und auch fehlende Hygiene aus. Es gibt 2 Formen der Mykoplasmose:

- **1. Form („Respiratorische"):** gestörtes Allgemeinbefinden, übermäßiges Schnüffeln, Niesen, Kopfschiefhaltung und Manegebewegungen (laufen im Kreis).
- **2. Form („Bronchopulmonale"):** hochgradige Atemnot, aufgekrümmter Rücken, Maulatmung, Zittern, Zähneknirschen und Atemgeräusche.

In der naturheilkundlichen Therapie geht es hauptsächlich um die Symptombehandlung und die Immunstärkung.

Homöopathie	
Zur Immunstärkung	**Lachesis D30 + Echinacea D30 einzeln im Abstand von einer Stunde jeweils 3x täglich bis zur Genesung**
Trockener Husten	**Chamomilla**
Mit Fieber	**Belladonna**

Mäuse

▷ Wie kann man eine Maus gut und problemlos untersuchen?

Am einfachsten und sichersten kann und sollte man eine Maus am Schwanz hochheben. Auch hier, wie bei der Ratte, nur an der Schwanzbasis und nicht an der Schwanzspitze. Die Maus sollte dann auf einen rauen Boden gestellt und leicht nach hinten gezogen werden, sodass die Vorderbeine durch die Abwehr in die richtige Stellung gebracht werden. Dann kann man das Tier mit Daumen und Zeigefinger am Nacken greifen und hochheben.

Achtung
Auf die richtige Dosierung Ihrer Kraft kommt es an: Wenn Sie die Maus zu sanft anfassen, kann sie sich umdrehen und beißen, packen Sie zu fest zu, kann es zu Atemproblemen kommen.

Mäusepocken (Ektromelie)

Ektromelie kommt hauptsächlich bei Mäusen, aber auch bei Ratten vor. Die Ursache ist eine Virusinfektion. Die Inkubationszeit beträgt 7 Tage und es gibt zwei Verläufe:
• Akuter Verlauf: Verläuft meist tödlich.
• Chronischer Verlauf: Geschwüre, Narben auf der Haut, Spontanamputationen von Extremitäten und Schwanz, Bindehautentzündungen.

Homöopathie	
Geschwüre	**Apis mellifica**
Mit Bindehautentzündung	**Euphrasia**
Schmerzen in Extremitäten und Haut	**Arnica**

Morbus Tyzzer

Morbus Tyzzer ist eine unter den Mäusen weit verbreitete Jungtierseuche. Die Bakterien werden über Futter oder Einstreu an Maus, Hamster oder Gerbil weitergegeben. Im **akuten Fall** treten Durchfälle, raues und struppiges Fell, Teilnahmslosigkeit und Appetitlosigkeit auf. Der **chronische Verlauf** ist gekennzeichnet durch struppiges Fell und Gewichtsverlust. Der Tod tritt meist innerhalb von 2 bis 3 Tagen auf, bei Jungtieren häufig sogar ohne Symptome.

Homöopathie	
Durchfall, Kreislaufschwäche	**Carbo vegetabilis**
Zur Immunsteigerung	**Lachesis**
	Ferrum phosphoricum

Chinchillas

Krankheiten sind bei Chinchillas selten, wenn, dann aber meist gravierend. Das Fell eines gesunden Chinchillas ist luftig und weich. Die Augen sind klar und glänzend. Wichtig ist es, die Zähne regelmäßig zu kontrollieren. Sie sollten gelb bis orange sein und keine weißen Flecken haben. Grundsätzlich sollten Medikamente vermieden werden, wenn sie nicht zwingend erforderlich sind, da Chinchillas empfindlich auf diese reagieren.

Gut zu wissen:
Penicillin darf bei Chinchillas überhaupt nicht angewendet werden.

▷ Wie kann man ein Chinchilla gut und problemlos untersuchen?

Bei Chinchillas muss man immer an den „Fur Slip" denken. Das ist eine Verteidigungsform der Chinchillas gegen Feinde. Dabei werden in Stresssituationen Teile des Fells abgestoßen, sodass man als unerfahrener Halter beim Einfangen oder Festhalten des Chinchillas nur noch das Fell in den Händen halten kann. Daher lässt sich das Tier am besten am Schwanz greifen und mit einer fließenden Bewegung auf den Unterarm schwingen. Dann sollte ein Chinchilla wie eine Ratte um den Bauch gefasst werden.

Achtung:
Chinchillas können in Gefahrensituationen über einen Abstand von 75 cm Harn verspritzen.

Calcium-Mangel

Diese Krankheit kommt recht häufig bei Chinchillas und teilweise auch bei (trächtigen/laktierenden) Kaninchen vor. Calcium-Mangel ist eine Stoffwechselerkrankung und ist erkennbar durch die Verfärbung der Schneidezähne, Teilnahmslosigkeit und Muskelzittern.

Homöopathie	
Gestörter Mineralhaushalt	**Calcium carbonicum**
Muskelzittern	**Plumbum metallicum**

Achtung:
Bei chronischem Calcium-Mangel besteht die Gefahr der Osteodystrophie (siehe Seite 42).

Degus

▷ **Wie kann man einen Degu gut und problemlos untersuchen?**

Ein Degu darf unter keinen Umständen am Schwanz festgehalten werden. Die Schwanzhaut würde sich ablösen und einen blutigen, knorpeligen Rest hinterlassen, welcher innerhalb weniger Tage austrocknet und abfallen würde. In diesem Fall würde der Schwanz nicht wieder nachwachsen. Anfassen und festhalten können Sie einen Degu wie Meerschweinchen.

Diabetes mellitus

Diabetes mellitus ist eine Erkrankung, die durch Störungen der Insulinsekretion hervorgerufen wird. Grundsätzlich kann sie bei allen Nagetieren auftreten, jedoch gelten Degus als anfällig für Diabetes. Diabetes mellitus beruht auf einem Insulinmangel. Insulin ist ein Hormon, welches zusammen mit einem weiteren Hormon (dem Glukagon) die Aufgabe hat, den Blutzuckerspiegel auf einem bestimmten Niveau zu halten.

Begünstigt wird diese Krankheit durch Stress und falsches Futter (Obst und auch zuckerhaltige Leckerlis (wie Rosinen, Drops o. Ä.). Da Obst einen höheren Fruchtzuckeranteil hat als Gemüse, sollten beispielsweise mehr Karotten und Heu gefüttert werden. Übergewicht und erbliche Vorbelastungen gelten bei Degus, wie auch beim Menschen als weitere Risikofaktoren.

Erkennbar ist Diabetes durch süßlichen Uringeruch, vermehrten Durst, gesteigerten Urinabsatz, gesteigerten Appetit und trotzdem Abmagerung, Trübung der Augenlinse (grauer Star/Katarakt) und ein gestörtes Immunsystem, ebenso an Folgeinfektionen und schlechtere Wundheilung.

Homöopathie	
Wichtigstes Grundmittel	**Natrium chloratum**
Senkt die Zuckerausscheidung im Harn	**Syzigium D2**
Müde, abgemagert, Durchfall	**Magnesium sulfuricum**

Praxistipp
- Eine Therapie von Diabetes sollte immer mit fachlichem Beistand geschehen!
- Eine Diagnose kann nur nach mehrmaliger Blutzuckerbestimmung gestellt werden.

Homöopathische Hausapotheke

Hier finden Sie eine kleine Aufzählung an homöopathischen Mitteln, die Sie für den Notfall immer im Hause haben sollten. Damit Sie nicht alle Mittel in der üblichen 10-g-Flasche kaufen müssen, empfehle ich Ihnen die praktische Hausapotheke im Lederetui, die sogenannte „Taschenapotheke". Diese können Sie über Ihre Apotheke beziehen.

Für den Notfall sollten Sie mit folgenden homöopathischen Mitteln (alle in D6) ausgerüstet sein:

Mittel	Symptom
Aconitum	Entzündungen, plötzlich auftretende Krankheitsanzeichen, nach Hitzschlag, Schock
Apis mellifica	Schwellungen, Insektenstiche
Arnica	Frische Verletzungen aller Art, Prellungen
Arsenicum album	Vergiftungen mit Durchfall, Erbrechen und großer Schwäche
Belladonna	Sonnenstich, Hitzschlag, Infekte mit Fieber, Krämpfe, Mandelentzündung
Bryonia alba	Verstopfung und Gelenkschmerzen
Cantharis	Blasenentzündung
Carbo vegetabilis	Kreislaufschwäche, stark blutende Wunden
Chamomilla	Bei Zahnproblemen, Blähungen, Krampfhusten
Dulcamara	Bei Erkältungserscheinungen durch Unterkühlung
Euphrasia	Augenentzündungen jeglicher Art

Hepar sulfuris	Abszesse, Eiterungen
Hypericum	Nervliche Schwäche, Lähmungen
Lachesis	Halsentzündung, Schwellung der Lymphknoten
Nux vomica	Verdauungsprobleme, Durchfall und Verstopfung wechseln sich ab, nach Fütterungsfehlern
Okoubaka	Vergiftungen
Podophyllum peltatum	Wässrige, grünliche Durchfälle
Pulsatilla	Scheinträchtigkeit beim Kaninchen
Propolis D4	Zur Immunstärkung bei allgemeinen Infekten und Erkältungserscheinungen
Staphisagria	Schnittwunden aller Art, Blasenentzündung nach Deckakt
Veratrum album	Bei Kreislaufproblemen, Erschöpfung durch Durchfall, Schwäche
Zusätzlich	
Bachblüten	Notfall-Tropfen: Etwa vor dem Gang zum Tierarzt, in Stresssituationen

Die 7 Gruppen der Bachblüten

Edward Bach stellte fest, dass die unterschiedlichen Bachblüten aufgrund ihrer Grundlage und ihres Wirkungsspektrums in 7 verschiedene Gruppen zusammengefasst werden können. Diese Gruppen werden Ihnen im Folgenden vorgestellt.
Für den Therapeuten und Laien bedeutet diese Einteilung gleichermaßen, dass das Arbeiten mit den Bachblüten und die Mittelfindung erleichtert wird.

Gruppe 1: Angst und Ängstlichkeit

2. Aspen (Zitter-Pappel – *Populus tremula*)
6. Cherry Plum (Kirschpflaume – *Prunus cerasifera*)
20. Mimulus (Gefleckte Gauklerblume – *Mimulus guttatus*)
25. Red Chestnut (Rote Rosskastanie – *Aesculus × carnea*)
26. Rock Rose (Gewöhnliches Sonnenröschen – *Helianthemum nummularium*)

Gruppe 2: Unsicherheit

5. Cerato (Bleiwurz – *Ceratostigma willmotiana*)
12. Gentian (Bitterer Enzian – *Gentiana amarella*)
13. Gorse (Stechginster – *Ulex europaeus*)
17. Hornbeam (Hainbuche – *Carpinus betulus*)
28. Scleranthus (Einjähriges Knäuel – *Scleranthus annuus*)
36. Wild Oat (Allseitswendige Wald-Trespe – *Bromus ramosus*)

Gruppe 3: Mangelndes Interesse

7. Chestnut Bud (Rosskastanienknospe – *Aesculus hippocastanum*)
9. Clematis (Gewöhnliche Waldrebe – *Clematis vitalba*)
16. Honeysuckle (Wohlriechendes Geißblatt – *Lonicera caprifolium*)
21. Mustard (Ackersenf – *Sinapis arvensis*)
23. Olive (Olivenbaum – *Olea europaea*)
35. White Chestnut (Gewöhnliche Rosskastanie – *Aesculus hippocastanum*)
37. Wild Rose (Heckenrose – *Rosa canina*)

Gruppe 4: Einsamkeit und Isolation und Alleinsein

14. Heather (Heidekraut – *Calluna vulgaris*)
18. Impatiens (Drüsentragendes Springkraut – *Impatiens glandulifera*)
34. Water Violet (Europäische Wasserfeder – *Hottonia palustris*)

Gruppe 5: Empfindlichkeiten durch äußere Reize

1. Agrimony (Kleiner Odermennig – *Agrimonia eupatoria*)
4. Centaury (Tausendgüldenkraut – *Centaurium umbellatum*)
15. Holly (Stechpalme – *Ilex aquifolium*)
33. Walnut (Echte Walnuss – *Juglans regia*)

Gruppe 6: Mutlosigkeit, Kummer und Verzweiflung

10. Crab Apple (Holzapfel – *Malus pumila/M. sylvestris*)
11. Elm (Englische Ulme – *Ulmus procera*)

19. Larch (Europäische Lärche – *Larix decidua*)
22. Oak (Stiel-Eiche – *Quercus robur*)
24. Pine (Wald-Kiefer – *Pinus sylvestris*)
29. Star of Bethlehem (Breitblättriger Dolden-Milchstern – *Ornithogalum umbellatum*)
30. Sweet Chestnut (Edelkastanie – *Castanea sativa*)
38. Willow (Weide – *Salix vitellina*)

Gruppe 7: Übermäßige Autorität, Zuwendung, Fürsorge und Besorgnis
3. Beech (Rot-Buche – *Fagus sylvatica*)
8. Chicory (Wegwarte – *Cichorium intybus*)
27. Rock Water (Quellwasser)
31. Vervain (Echtes Eisenkraut – *Verbena officinalis*)
32. Vine (Weinrebe – *Vitis vinifera*)

Was Sie über die Fütterung von Kräutern wissen sollten

Besitzer von Nagern und Kaninchen (im Weiteren nur als Nager bezeichnet), die einerseits auf die Gesundheit ihres Nagers achten und andererseits ein reichhaltiges und abwechslungsreiches Futter anbieten wollen, füttern häufig zusätzliche Kräuter.

Dies ist sicherlich eine positive Ergänzung zum Obst und Gemüse, weil solche Nager nicht unter Übergewicht und ähnlichen Beschwerden leiden, es birgt aber auch gewisse Risiken und Gefahren, welche besonders bei der Fütterung von getrockneten Kräutern auftreten.

Das liegt daran, dass „normale" Kräuter, die Sie bei sich in der Küche finden, aber auch die sogenannten Heilkräuter Stoffe enthalten, die zur Gesundheitsförderung und Therapie eingesetzt werden. Dies beinhaltet aber auch, dass diese Kräuter auch zu Nebenwirkungen führen können, die mitunter auch stark ausfallen können. Die Nager reagieren dann häufig mit Durchfall, Verstopfung, Kreislaufproblemen oder anderen Störungen ihres Stoffwechsels.

Die Fütterung von Kräutern sollten Sie also immer gut überlegt variieren und dosieren. Dies gilt, wenn man die Kräuter selber sammelt, aber auch bei getrockneten Kräutern aus der Apotheke oder aus dem Zoofachgeschäft.

▷ Welche Gefahren bestehen?

- Nebenwirkungen bei der Aufnahme über einen längeren Zeitraum
- Gewöhnung an den Heilstoff in den Kräutern, sodass dieser im wirklichen Krankheitsfall nicht mehr hilft
- Der hohe Anteil von Calcium in (vor allem getrockneten) Kräutern kann bei übermäßiger Fütterung von diesen Pflanzen zu Organschäden führen, meist sind dies Organverkalkungen, Blasengrieß oder Blasensteine

▷ Was Sie beim Sammeln beachten sollten

- Pflücken Sie niemals Pflanzen von Straßenrändern und auch keine gedüngten, gespritzten oder anders verdreckte Kräuter. Diese würden für Ihren Nager Lebensgefahr bedeuten!
- Auch mit Ästen von Obstbäumen können Sie Ihrem Nager eine Freude machen, hierzu eignen sich am besten Zweige von Apfelbäumen, Birnenbäumen oder Haselnusssträuchern. Verwenden Sie diese ohne oder mit nur wenigen Blättern und Knospen, weil dort häufig Stoffe enthalten sind, die bei Nagern zu Unverträglichkeiten führen können.

▷ Welche Wild- und Heilkräuter sind für Nager geeignet?

Bitte beachten Sie, dass dies **für kleine Leckerbissen oder kurzfristige Gaben** gilt, mit denen man Nagern eine Freude bereiten und kleinere Gesundheitsprobleme in den Griff bekommen kann.

Name	Medizinische Bedeutung
Birkenblätter	Harntreibend
Brennnessel	Eiweiß- und vitaminreich ACHTUNG: nur getrocknet verfüttern und NICHT an trächtige Nager
Gänseblümchen	Stoffwechselanregend, harntreibend, appetit-fördernd, schmerz- und krampflösend

Echinacea	Stärkt die Abwehrkräfte
Fenchel	Bei Verdauungsstörungen und Erkrankungen der Atemwege, reich an Vitamin C
Kamille	Beruhigende Wirkung auf den Verdauungstrakt
Klee	Eiweißreich ACHTUNG: Kann in großen Mengen zu Blähungen und Scheinträchtigkeiten (durch sog. Phyto-Östrogene) führen
Liebstöckel	Bei Atemwegsinfektionen, harntreibend, beruhigende Wirkung auf den Magen-Darm-Trakt
Löwenzahn	Harntreibend, appetitanregend, reich an Eiweiß, Calcium, Vitamin C, Vitamin B und Provitamin A
Luzerne	Entwässernd, reinigend, reguliert den Wasserhaushalt ACHTUNG: hoher Rohproteingehalt
Petersilie	Reich an Vitamin C und Vitamin A, Calcium, Kalium und Eisen, harntreibend
Pfefferminze	Appetitanregend, entzündungshemmend
Ringelblume	Beruhigend bei Reizungen des Magen-Darm-Traktes, äußerlich bei Hautproblemen und -pilzen
Salbei	Appetitanregend ACHTUNG: nicht bei tragenden Tieren (minimiert die Milchproduktion und wirkt wehenfördernd)
Schafgarbe	Appetitanregend, verdauungsfördernd ACHTUNG: Kann bei übermäßiger Fütterung zu Problemen des Magen-Darm-Traktes führen
Spitzwegerich	Entzündungshemmend
Vogelmiere	Vitamin C, wirkt schmerzlindernd
Zitronenmelisse	Entzündungshemmend

Service

▷ Register der homöopathischen Mittel

Acidum fluoricum 43
Acidum nitricum 50
Aconitum 18, 19, 20, 25, 47, 51, 59, 82
Agnus castus 30
Alumina 50
Apis mellifica 21, 35, 51, 5, 55, 70, 72, 76, 82
Argentum nitricum 21, 55
Arnica 18, 20, 51, 73, 76, 82
Arsenicum album 23, 28, 38, 41, 59, 68, 82
Asa foetida 39
Aurum metallicum 30, 43

Baptisia 47
Belladonna 15, 18, 19, 21, 25, 26, 34, 35, 39, 47, 53, 58, 75, 82
Berberis vulgaris 25, 31
Bryonia alba 19, 34, 35, 47, 82
Bufo rana 30

Calcium carbonicum 43, 44, 79
Calcium fluoratum 16, 36
Calcium phosphoricum 51, 53
Calcium sulfuricum 16
Calendula 20, 40, 51
Camphora 47
Cantharis 25, 82
Carbo animalis 15
Carbo vegetabilis 25, 28, 50, 51, 71, 72, 77, 82
Causticum hahnemanni 50, 63
Chamomilla 23, 75, 82
Cinnabaris 45
Colocynthis 28, 64, 68
Conium 63

Dulcamara 19, 25, 82

Echinancea compositum 33, 39, 45, 47, 55, 57, 58, 75
Equisetum arvense 15
Eupatorium 47
Euphorbium 47
Euphrasia 20, 21, 47, 55, 70, 72, 76, 82

Ferrum phosphoricum 19, 47, 77
Flor de Piedra 48

Gelsemium 18
Graphites 30, 36
Gripp-Heel 57

Hamamelis 25, 26, 51
Harpagophytum 34
Hepar sulfuris 15, 31, 36, 83
Hypericum 34, 48, 56, 63, 72, 83

Kreosotum 40

Lachesis 19, 30, 33, 35, 37, 39, 40, 49, 57, 58, 75, 77, 83
Lycopodium 31

Magnesium phosphoricum 28, 43, 68
Magnesium sulfuricum 81
Mercurius solubilis 16, 37, 40
Myristica sebifera 15, 35

Natrium chloratum 19, 81
Nux vomica 23, 28, 38, 48, 50, 63, 64, 70, 71, 83

Okoubaka 23, 28, 48, 83

Phosphorus 19
Phytolacca 67
Platinum 50
Plumbum metallicum 48, 51, 56, 63, 70, 72, 79

Podophyllum peltatum 28, 30, 68, 83
Propolis 83
Psorinum 31, 40, 41
Pulsatilla 21, 28, 33, 55, 57, 60,
   68, 70, 83

Rhus toxicodendron 28, 34, 68

Sabal serrulatum 26
Senega 19
Sepia 33
Silicea 15, 28, 35, 36, 39, 53, 68
Staphisagria 83
Sulfur 40, 44, 45, 57, 62
Symphytum 51
Syzigium 81

Terebinthina 19
Thuja 62
Traumeel 34, 63, 73

Urtica urens 67

Vaccinium 21, 55
Veratrum album 18, 23, 28, 38,
   48, 68, 83

▷ Register der Bach-blüten

Aspen 29, 38, 43, 69

Centaury 16, 24, 26, 27, 34, 36, 37, 41, 50
Cherry Plum 18, 43
Chicory 16, 20
Clematis 16, 18, 40
Crab Apple 16, 20, 22, 30, 32, 41,
   44, 46, 49, 52, 70

Gentian 49
Gorse 34, 36, 37

Holly 24, 33
Hornbeam 32, 50

Impatiens 20, 24, 29, 38, 40, 41, 69

Mimulus 40

Notfall-Tropfen 19, 46, 83

Oak 43, 52
Olive 26, 27, 30, 32, 34, 50

Red Chestnut 60
Rock Rose 19, 28, 69

Scleranthus 32, 52
Star of Bethlehem 52
Sweet Chestnut 49

Wild Rose 16
Willow 20

▷ Register der Kräuter/ Pflanzen

Aloe 46
Anis 9

Bärentraubenblätter 25
Baldrian 18
Birkenzweige 25
Brennnessel 24, 25
Brennnesselblätter 27, 34, 37

Eichenrinde 48
Eisenkraut 51

Fencheltee 29, 38, 69

Grüner Tee 29

Heidelbeerblätter 48
Holunder, Holunderblüten 19, 39

Kamille 22
Kamillenblüte 16, 29, 32, 33, 38, 41, 69, 70
Kamillentee 29, 38, 69

Leinsamen, geschrotet 62
Löwenzahn/-blätter 25, 27, 50

Melissenblätter 24, 30
Melissenkraut 16
Mönchspfefferblätter 30

Pfefferminzblätter 19
Pfefferminze 13
Pfefferminztee 29, 38, 69

Ringelblumenblüte 16
Rosmarinblätter 43

Schafgarbe 33
Sonnenblumenkerne 62

Thymian 24, 44

Weihrauch, indischer 43
Weißdornblüten 18

▷ Stichwortregister

Abmagerung 19, 28, 32, 41, 44, 52, 62, 63, 64, 68, 69, 80
Absonderung 31, 40
Abszess 7, 15, 16, 17, 83
Abwehr 39, 47
Ärger 24
Aggression 59
Allergie 21
Allgemeinbefinden 26, 35, 36, 37, 54, 56, 62, 75
Anfall 18
Angstschock 17, 18
Apathie 31, 44, 46, 64

Appetitlosigkeit, Appetitmangel 9, 19, 26, 27, 32, 37, 48, 49, 55, 56, 59, 62, 63, 71, 72, 77
Arnica-Tinktur 35
Asthma 19
Atemgeräusche 75
Atemnot 19, 20, 23, 59, 62, 63, 75
Atemwegserkrankung 19, 74
Atmung 10, 17
Augen 9, 20, 21, 52, 55, 56
Augenausfluss 46, 55, 56
Augenentzündung 47, 69, 82
Augenspülung 21
Ausheilung 41, 44
Ausleitung 16, 34, 37, 49

Backentasche 72
Backenzähne 8
Bakterien 19, 39, 40
Bauch, aufgeblähter 23, 28
Bauchschmerzen 48
Bauchumfangsvermehrung 32
Berührungsempfindlichkeit 50
Bewegungsmangel 49
Bewegungsunlust 31
Bindehautentzündung 21, 56, 71, 72, 76
Biss, Bissverletzung, Bisswunden 39, 45, 51, 72
Blähung 23, 48, 68, 82
Blasenentzündung 24, 82, 83
Blasensteine 26
Blasentee 25, 27
Blut 24, 25, 26
Blutungsneigung 72
Blutverlust 18
Bruch, Brüche 51, 52
Bronchitits 19
Brunst 30

Calcium-Mangel 78
Calendula-Tinktur 35
Chinaseuche 58
Chinchilla 13, 14, 78

Dacryozystis 55
Darmentzündung 67, 71
Darmflora, Darmschleimhaut 24, 49
Dauerbrunst 30
Degu 14, 80
Depression 16
Diabetes mellitus 80, 81
Durchfall 7, 23, 27, 28, 1, 32, 37,
    38, 48, 50, 52, 67, 68, 71, 72,
    77, 81, 82, 83
Durst 9, 39, 80

Eierstockzyste 30
Eiterung, Eiter 36, 40, 58, 83
Ektromelie 76
Ekzem 37, 40, 41
Entgiftung 16, 31, 34, 36, 37
Entzündung 16, 20, 21, 36, 37, 39, 40,
    55, 58, 72, 82
Erkältung 46, 82, 83
Erschöpfung 83
Erste Hilfe 17, 18

Fehlernährung 42, 44
Fettleibigkeit 36, 49
Fieber 15, 19, 20, 25, 26, 28, 35, 39, 40,
    47, 48, 58, 59, 62, 68, 72, 75, 82
Fliegenmadenbefall 31
Flöhe 44
Fremdkörper 15, 20, 21, 40
Futterumstellung 68
Futterverweigerung 52
Fütterungsfehler 23, 27, 28

Gebärmutter 49
Gebärmutterentzündung 32
Gelenkentzündung/Gelenkschmerzen
    33, 82
Gehirn 56
Genitalien 10
Gerbil 77
Gesäuge, Gesäugeentzündung 35
Geschwüre 36, 76

Gewichtsverlust/-abnahme 9, 27, 31, 42,
    46, 66, 71, 72, 77
Gleichgewichtsstörung 39

Haarausfall/Haarverlust 30, 31, 44, 45
Haarlinge 44
Hämolyse 48
Halsentzündung 83
Hamster 6, 13, 14, 66, 67, 70, 71, 77
Harndrang 25
Harninkontinenz 63
Hausapotheke 82
Haut 7, 10, 31, 44, 45
Hauterkrankungen/-ausschläge 7, 37
Hautpilz 19, 40, 45
Herz 56
Hinterläufe 36
Hirnhautentzündung 40, 56, 70
Hitzschlag 17, 18, 61, 82
Hormonregulierung 60
Hornhautverletzung 20, 21
Husten 19, 75

Immunsteigerung/-stärkung 19, 57,
    75, 77
Immunsystem 37, 39, 55, 58, 69, 80
Infantile Enteritis 67
Infektionskrankheiten/Infektion 5, 21,
    23, 24, 25, 26, 27, 32, 33, 35, 39, 40,
    55, 62, 66, 74, 82, 83
Insektenstiche 82

Juckreiz 21, 31, 37, 40, 41, 44, 45

Kamillan-Lösung 42
Kamillosan-Konzentrat 42
Kannibalismus 67
Kaninchen 6, 10, 13, 14, 23, 49, 54, 55,
    56, 57, 58, 59, 78, 83
Kaninchenschnupfen 39, 56
Kokzidiose 37
Kolibazillose 68
Kolik 23, 32, 38, 68

Kopfschiefhaltung 40, 41, 56, 75
Kopfschütteln 40
Kot 27
Krampf, Krämpfe 28, 48, 59, 63, 69, 82
Krampfhusten 82
Kreisbewegung 41
Kreislaufschwäche 18, 23, 28, 48, 68, 77, 82, 83
Kurzatmigkeit 19

Lähmung 9, 31, 34, 62, 63, 64, 69, 71, 72, 83
Läuse 44
Leber 31, 48, 56
Lebererkrankung 49
Leukozytose 47
Lichtempfindlichkeit 21
Lidkrampf 55
Linksseitig 30, 39
Lippengrind 61
Lunge 56
Lungenerkrankung 19
Lymphdrüsen/-schwellung 39
Lymphozytäre Choriomeningitis/ LCM 69

Mandelentzündung 19, 82
Maus, Mäuse 14, 67, 71, 76, 77
Mäusepocken 76
Meerschweinchen 6, 13, 14, 42, 61, 64
Meerschweinchenlähme 62, 64
Meerschweinchenpest 63, 34
Meerschweinchenseuche 63
Milben 7, 40, 41, 44, 61
Milchproduktion 67
Mittelohrentzündung 39, 41, 56
Morbus Tyzzer 77
Müdigkeit 9
Multivitamine 22, 55
Muskelabbau/Muskelschwund 51, 63
Muskelzittern 78, 79
Mykoplasmose 74
Myxomatose 57

Nasenausfluss 46, 56, 59
Nassschwanzkrankheit 71
Nervenschädigung 63
Niere 31, 48, 56
Niereninsuffizienz/-schäden 42, 56, 64
Nierentee 25, 27
Niesen 19, 46, 47, 56, 75
Notfall 82
Nymphomanie 30

Ohr 9
Ohrabklappung 39
Ohrentzündung 47
Ohrmilbe 42
Ohrräude 39, 41
Ohrenausfluss 39
Olivenöl, ozonisiertes 42
Osteodystrophie 42
Otitis externa 40

Parodontose 53
Parasiten 27, 37, 41, 44, 51
Penisring 45
Penisvorfall 45
Pestizide 14
Pilze s. Hautpilze
Potenz 11, 12
Prellungen 51
Puls 17
Pusteln 36

Quetschung 51

Rachenentzündung 19
Ratte, Ratten 14, 71, 74, 76
Rhagadenbildung 36
Rabbit Haemorrhagic Disease 58, 59
Rechtsseitig 30, 39
Rotlicht 20, 26, 27
Rücken, aufgekrümmter 10

Salben 7
Salmonellose 71

Satinkrankheit 42
Scheinträchtigkeit 35, 59, 83
Schleimhäute 19, 47
Schleimhautentzündung 21, 55
Schmerzempfindlichkeit 28, 30
Schmerzen 27, 44, 50, 62
Schneidezähne 8
Schnittwunden 51, 83
Schnupfen 46, 47
Schock 18, 20, 31, 51, 52, 82
Schreck 20
Schuppen 44
Schwäche 28, 56, 59, 63, 68, 71, 72, 83
Schwellung 21, 31, 55, 71, 82
Selbstheilungskräfte 10, 34, 36,
    37, 43, 52
Sonneneinstrahlung 18, 21
Sonnenbrand 18
Sonnenstich 82
Speicheln, Speichelfluss 52, 62, 68
Stoß, Stoßverletzung 20, 35
Stress 24, 29, 37, 44, 45, 56, 61, 66, 69,
    74, 80
Stuhldrang 50

Tee, schwarzer 29, 38, 69
Teilnahmslosigkeit 9, 18, 19, 27, 35, 37,
    39, 41, 47, 48, 71, 72, 77, 78
Traubenzucker 29, 69
Trägheit 49
Tränenfluss 21, 58
Trommelsucht 23, 37
Tumor 15, 74

Übergewicht 6, 31, 80

Umschläge 35
Unfall 18, 35
Unterkühlung, Untertemperatur 19, 25,
    71, 82
Unruhe 18, 44
Urin 24, 25, 26
Vaginalausfluss 32
Verbrennung 51
Verdauungssystem 7
Verdauung 7, 10, 32
Verfilzung 45
Vergiftung 28, 48, 82, 83
Verhärtung 16
Verletzung 66, 72, 82
Verstopfung 23, 49, 82, 83
Vitamin A 22, 55, 62
Vitamin-A-Mangel 21
Vitamin-B-Komplex 63
Vitamin B12 70
Vitamin C 61, 62, 63, 64
Viren 19

Wärmeflasche 26, 27
Wolldecke 26, 27
Wunde, Wunden 31, 51
Wundheilung 51

Zahnerkrankung 21, 31, 49
Zahnfehlstellung 23, 55
Zahnfleischentzündung 53
Zahnprobleme 15, 52, 82
Zähneknirschen 10, 23, 27, 75
Zittern 62, 63, 75
Zugluft 21, 25
Zugsalbe 17
Zyklus 30

▷ Bezugsquellen

Biologische Heilmittel Heel GmbH
www.heel.de

Deutsche Homöopathie-Union Karlsruhe
www.dhu.de

MADAUS
www.madaus.de

MEDA Pharma
www.kamillosan.de

WALA Heilmittel GmbH
www.wala.de

Steiner & Co.
www.steinerarznei-berlin.de

Taschenapotheken beziehen Sie über Ihre Apotheke oder das Internet.

Kräuter erhalten Sie über Ihre Apotheke oder im Kräuterhaus Hamburg
(www.kraeuterhaus.net) beziehungsweise Gärtnerei Rühlemanns
(www.ruehlemanns-shop.de)

Vitamine beziehen Sie am besten über Ihre Apotheke oder Ihr Zoofachgeschäft.

Ozonisiertes Olivenöl ist in Ihrer Apotheke oder im Internet unter
www.zentrum-der-gesundheit.de erhältlich.

Aloe erhalten Sie in Ihrem Drogeriemarkt, Reformhaus oder im Internet
unter www.kraeuterhaus.de

▷ Zum Weiterlesen

Bartels, A., Gaßner, G. (2007): Wohnen mit Meerschweinchen, Verlag Eugen Ulmer

Busch, M. (2009): Pflanzen für Heimtiere, Verlag Eugen Ulmer

Drossard, M., Letschert, U. (1986): Naturheilkunde für Kleintiere, Econ-Taschenbuch-Verlag

Engelhardt V. W, Breves, G. (2003): Physiologie der Haustiere, Enke Verlag

Ewringmann, A. (2004): Leitsymptome beim Kaninchen, Enke Verlag

Ewringmann, A., Glöckner, B. (2005): Leitsymptome bei Meerschweinchen, Chinchilla und Degu, Enke Verlag

Frey, C. M. (2008): Ein Spielplatz für Kaninchen, Verlag Eugen Ulmer

Gabrisch, K., Zwart, P. (2005): Krankheiten der Heimtiere, Schlütersche Verlag

Hamel, I. (2002): Das Meerschweinchen als Patient, Enke Verlag

Neumann, B. (2007): Tiere natürlich heilen, Frieling Verlag Berlin

Quinten, D., Malkusch, F. (2007): Meerschweinchenkrankheiten, Verlag Eugen Ulmer

Rjinberk, A., Vries de, H.W. (2004): Anamnese und körperliche Untersuchung kleiner Haus- und Heimtiere, Enke Verlag

Schmidt-Röger, H. (2009): Wohnen mit Kaninchen, Verlag Eugen Ulmer

Seim, S. (2007): Kaninchen, Verlag Eugen Ulmer

Weber, A. (2006): Kaninchen. Homöopathie und Kräuteranwendung, Ennsthaler-Verlag

Wilde, C. (2009): Traumwohnungen für meine Meerschweinchen, Verlag Eugen Ulmer

Winkelmann, J. (2006): Kaninchenkrankheiten. Verlag Eugen Ulmer

Zinke, J. (2004): Ganzheitliche Behandlung von Kaninchen und Meerschweinchen, Sonntag-Verlag

Hinweis
Der Verlag Eugen Ulmer ist nicht verantwortlich für die Inhalte der im Buch genannten Websites.

Nadine Fahrenkrog ist selbstständige Tierheilpraktikerin für Kleintiere und als Dozentin an einer Schule für Tierheilpraktiker in Soltau tätig.

In diesem Buch sind die Namen von Medikamenten, die zugleich eingetragene Warenzeichen sind, als solche nicht besonders kenntlich gemacht. Es kann also aus der Bezeichnung der Ware mit dem für diese eingetragenen Warenzeichen nicht geschlossen werden, dass die Bezeichnung ein freier Warenname ist. Die Markennamen wurden nur beispielhaft aufgeführt. Hinsichtlich der in diesem Buch angegebenen Dosierungen von Medikamenten usw. wurde die größtmögliche Sorgfalt beachtet. Gleichwohl werden die Leser aufgefordert, die entsprechenden Beipackzettel der Hersteller zur Kontrolle heranzuziehen. Die beispielhafte Auflistung von Medikamenten bzw. Wirkstoffen ist kein Beweis dafür, dass diese in Deutschland zugelassen sind. Der behandelnde Tierarzt ist aufgefordert, die jeweilige (Zulassungs-)Situation zu überprüfen.

Die in diesem Buch enthaltenen Empfehlungen und Angaben sind von der Autorin mit größter Sorgfalt zusammengestellt und geprüft worden. Eine Garantie für die Richtigkeit der Angaben kann aber nicht gegeben werden. Autorin und Verlag übernehmen keinerlei Haftung für Schäden und Unfälle.

Bibliografische Information der Deutschen Nationalbibliothek
Die Deutsche Nationalbibliothek verzeichnet diese Publikation in der Deutschen Nationalbibliografie; detaillierte bibliografische Daten sind im Internet über http://dnb.d-nb.de abrufbar.

© 2010 Eugen Ulmer KG
Wollgrasweg 41, 70599 Stuttgart (Hohenheim)
E-Mail: info@ulmer.de
Internet: www.ulmer.de
Lektorat: Gabi Franz, Antje Springorum
Herstellung: Ulla Stammel
Umschlagfoto: Zoonar/tbkrf.
Umschlagentwurf: Freiraum K., Karen Neumeister, Stuttgart
Satz: Doppelpunkt, Stuttgart
Druck und Bindung: Freiburger Graphische Betriebe, Freiburg
Printed in Germany

ISBN 978-3-8001-5861-4